·执业药师资格考试通关系列·

药学专业知识(二)
押题秘卷+精解

执业药师资格考试命题研究组　编

全国百佳图书出版单位
中国中医药出版社
·北　京·

图书在版编目（CIP）数据

药学专业知识(二)押题秘卷+精解/执业药师资格考试命题研究组编.—北京:中国中医药出版社,2021.3

执业药师资格考试通关系列

ISBN 978-7-5132-6523-2

Ⅰ.①药…　Ⅱ.①执…　Ⅲ.①药物学-资格考试-题解　Ⅳ.①R9-44

中国版本图书馆 CIP 数据核字（2020）第 223613 号

中国中医药出版社出版

北京经济技术开发区科创十三街 31 号院二区 8 号楼

邮政编码　100176

传真　010-64405721

山东临沂新华印刷物流集团有限责任公司印刷

各地新华书店经销

开本 787×1092　1/16　印张 8　字数 227 千字

2021 年 3 月第 1 版　2021 年 3 月第 1 次印刷

书号　ISBN 978-7-5132-6523-2

定价　49.00 元

网址　www.cptcm.com

答疑热线　010-86464504

购书热线　010-89535836

维权打假　010-64405753

微信服务号　zgzyycbs

微商城网址　https://kdt.im/LIdUGr

官方微博　http://e.weibo.com/cptcm

天猫旗舰店网址　https://zgzyycbs.tmall.com

如有印装质量问题请与本社出版部联系(010-64405510)

使用说明

为进一步贯彻人力资源和社会保障部、国家药品监督管理局关于执业药师资格考试的有关精神，配合新版考试大纲的实施，满足广大考生学习、备考和能力提升的需求，顺利通过国家执业药师资格考试，我们组织高等医药及中医药院校相关学科的优秀教师团队，依据国家执业药师资格认证中心最新考试大纲（第八版）编写了《执业药师资格考试通关系列》丛书。

本书含6套标准试卷，紧扣最新版考试大纲，科学反映医药学科发展，根据历年真卷筛选重要考点，严格测算考点分布，结合考情变化精选试题，设计试卷，力求让考生感受到最真实的执业药师资格考试命题环境，使考生在备考时和临考前能够全面了解自身对知识的掌握情况，做到查缺补漏、有的放矢。在本书最后，对部分相对较难的考题附有解析，方便考生对照复习。通过6套试卷的练习，考生可熟悉考试形式、掌握考试节奏、适应考试题量、巩固薄弱环节，确保顺利通过考试。

目　录

试卷标识码:

执业药师资格考试

药学专业知识（二）

押题秘卷（一）

考生姓名：________________

准考证号：________________

工作单位：________________

一、最佳选择题

答题说明

共40题,每题1分。每题的备选项中,只有1个最符合题意。

1. 患者,男,60岁。因失眠使用佐匹克隆缓解。禁止使用佐匹克隆的情形是

A. 低蛋白血症

B. 癫痫

C. 糖尿病

D. 重症肌无力

E. 慢性肾脏病

2. 关于帕金森病的治疗,描述错误的是

A. 药物治疗是帕金森病治疗的首选,且是整个治疗过程中的主要手段

B. 临床对帕金森病的运动症状和非运动症状采取全面综合的治疗

C. 手术治疗是药物治疗的一种有效补充

D. 药物治疗可以改善患者的症状

E. 药物不能治愈帕金森病,但可以防止其随时间推移而恶化

3. 下列药物与多奈哌齐合用,可增加多奈哌齐血药浓度的是

A. 利福平

B. 苯妥英钠

C. 卡马西平

D. 奥卡西平

E. 氟西汀

4. 患者,男,65岁。近期因焦虑使用地西泮,觉醒后发生步履蹒跚、思维迟钝等症状,在临床上被称为

A. 震颤麻痹综合征

B. 老年期痴呆

C. "宿醉"现象

D. 戒断综合征

E. 锥体外系反应

5. 痛风性关节炎急性发作期禁用抑制尿酸生成药的原因是

A. 促进炎性因子表达

B. 增加细胞液渗出

C. 加速尿酸形成

D. 增加 PGI_2 表达

E. 促使尿酸结晶重新溶解时可再次诱发并加重关节炎急性期症状

6. 在有哮喘急性症状时按需使用,通过迅速缓解支气管痉挛,从而缓解哮喘症状的急救药物不包括

A. 口服泼尼松龙

B. 异丙托溴铵干粉吸入剂

C. 沙丁胺醇气雾剂

D. 短效茶碱

E. 孟鲁司特气雾剂

7. 患儿,男,1岁。因扁平苔藓使用超强效激素卤米松治疗。连续使用卤米松不能超过

A. 3日

B. 5日

C. 7日

D. 10日

E. 14日

8. 患儿,女,8个月。因接触性皮炎入院治疗,下列药物中不可以使用的是

A. 糠酸莫米松

B. 丁酸氢化可的松

C. 曲安奈德

D. 卤米松

E. 环吡酮胺

9. 阿昔洛韦滴眼液在低温条件下易析出结晶,以下处理最恰当的是

A. 可直接使用

B. 放置在温水中使其溶解后再使用

C. 弃之不用

D. 加入生理盐水溶解

E. 加入5%葡萄糖注射液溶解

10. 患者,男,30岁。诊断为细菌性结膜炎,医嘱为"庆大霉素氟米龙滴眼液",该药的使用时间不应超过

A. 3日

B. 1周

C. 2周

D. 3周

E. 4 周

11. 患者,男,30 岁。因疟疾入院,现给予药物治疗,下列药物中通过抑制疟原虫的二氢叶酸还原酶,阻碍核酸合成的是

A. 氯喹
B. 奎宁
C. 青蒿素
D. 伯氨喹
E. 乙胺嘧啶

12. 关于用于控制疟疾症状的抗疟药的描述,错误的是

A. 青蒿素对脑型疟有效
B. 青蒿素对疟原虫红内期有杀灭作用
C. 奎宁对红外期无效
D. 奎宁长疗程可根治恶性疟
E. 奎宁可以中断疟疾传播

13. 以下关于奥司他韦使用的叙述,错误的是

A. 对患者的自我伤害和谵妄事件等异常行为进行密切监测
B. 不推荐用于肌酐清除率小于 10mL/min 的患者
C. 流感流行时期可服用奥司他韦取代流感疫苗
D. 三价灭活流感疫苗可以在服用奥司他韦前后的任何时间使用
E. 奥司他韦不推荐用于持续腹膜透析患者

14. 拉米夫定与利福平合用时,两药的药动学变化是

A. 促进拉米夫定的代谢
B. 抑制拉米夫定的代谢
C. 促进利福平的代谢
D. 抑制利福平的代谢
E. 无代谢上的相互影响

15. 可抑制人免疫缺陷病毒(HIV)逆转录和复制过程的药物是

A. 金刚烷胺
B. 利巴韦林
C. 齐多夫定
D. 碘苷
E. 阿糖腺苷

16. 对心力衰竭的患者,使用袢利尿药治疗,其除有利尿作用,还有

A. 正性肌力作用
B. 舒张静脉血管作用
C. 舒张动脉血管作用
D. 降低心率作用
E. 阻断钙通道作用

17. 袢利尿药可增强强心苷对心脏的毒性,这是因为袢利尿药可以造成

A. 低钾血症
B. 低钠血症
C. 低镁血症
D. 低血压
E. 低尿酸血症

18. 患者,男,30 岁。食管癌患者,使用紫杉醇治疗,出现了过敏反应。可能引起过敏反应的辅料是

A. 聚乙烯醇蓖麻油
B. 乙醇
C. 邻苯二甲酸二辛酯
D. 聚氯乙烯
E. 柠檬酸

19. 与顺铂、卡铂相比,奥沙利铂的特点不包括

A. 作用位点一致
B. 有更强的细胞毒作用
C. 15 分钟内完成全部 DNA 的结合
D. 不引起贫血
E. 与顺铂、卡铂具有交叉耐药性

20. 患者,男,34 岁。晨起出现上腹部剧烈疼痛考虑为胃肠道平滑肌痉挛,适宜该患者使用的治疗药物是

A. 溴吡斯的明
B. 山莨菪碱
C. 多潘立酮
D. 酚妥拉明
E. 莫沙必利

21. 患者,男,30 岁。有长期便秘病史,因胃痛就医。诊断为胃溃疡,应避免使用的药物是

A. 西咪替丁
B. 氢氧化铝
C. 奥美拉唑
D. 雷贝拉唑
E. 法莫替丁

22. 西咪替丁的典型不良反应是

A. 头晕
B. 嗜睡
C. 胃酸反跳性增加
D. 抗雄激素作用
E. 意识混乱

23. 竞争性抑制胃肠道的α-葡萄糖苷酶活性,减慢肠道内多糖、寡糖或双糖的降解从而延缓单糖的吸收,可降低餐后血糖的药物是
A. 二甲双胍
B. 吡格列酮
C. 伏格列波糖
D. 格列吡嗪
E. 利拉鲁肽

24. 肾上腺素的α型效应主要是
A. 皮肤、内脏血管收缩,血压升高
B. 对心脏产生缓慢持久的正性肌力作用
C. 扩张支气管,使气道通畅
D. 黏膜血管收缩,水肿消失
E. 激动突触前膜α动受体,递质释放减少

25. 患者,男,30岁。因过敏性皮炎使用肾上腺糖皮质激素,该类药物的药理作用是
A. 促进炎症细胞向炎症部位移动
B. 提高自身免疫性抗体水平
C. 抑制蛋白质的分解代谢
D. 升高血糖
E. 抑制红细胞生成

26. 丙硫氧嘧啶的药理作用与作用特点不包括
A. 抑制过氧化酶系统,使摄入甲状腺细胞内的碘化物不能氧化成活性碘
B. 一碘酪氨酸和二碘酪氨酸的缩合过程受阻,以致不能生成甲状腺激素
C. 直接对抗甲状腺激素
D. 在甲状腺外能抑制 T_4 转化为 T_3
E. 口服易吸收,20~30分钟达甲状腺,60%在肝内代谢,$t_{1/2}$ 为2小时,可通过胎盘和乳汁排出

27. 胰岛素的药理作用不包括
A. 增加葡萄糖的利用
B. 促进肝糖原和肌糖原的合成和贮存
C. 促进脂肪的合成
D. 促进蛋白质的合成
E. 和葡萄糖合用时可促使钾从组织细胞内转移到细胞外液

28. 对抗胰岛素降血糖作用的药物是
A. 磺胺类药
B. 口服降血糖药
C. 蛋白同化激素
D. 甲状腺素
E. 乙醇

29. 服用阿司匹林可增加患者消化道黏膜损伤和胃溃疡的风险,为降低此风险,应采取的措施是
A. 不推荐65岁以上老年者使用阿司匹林进行冠心病二级预防
B. 阿司匹林不应与其他抗血小板药物合用
C. 对阿司匹林过敏的患者,氯吡格雷可以替代阿司匹林,也可与阿司匹林联合应用
D. 应长期合用质子泵抑制剂
E. 尽量避免使用阿司匹林,换用氯吡格雷

30. 患者,男,45岁。高血压患者,在使用ACEI类药物后出现不能耐受的干咳,可改用
A. 钙通道阻滞剂(CCB)
B. 血管紧张素Ⅱ受体阻滞剂(ARB)
C. 利尿剂
D. β受体阻滞剂
E. α受体阻滞剂

31. 普萘洛尔禁用于
A. 劳力型心绞痛
B. 室上性快速心律失常
C. 甲状腺危象
D. 支气管哮喘
E. 高血压

32. 抗菌谱和药理作用特点均类似于第三代头孢菌素的药物是
A. 头孢孟多
B. 头孢氨苄
C. 氨曲南
D. 拉氧头孢
E. 头孢吡肟

33. 患者,男,63岁。慢性阻塞性肺疾病(COPD)患者。因近来活动耐力下降就诊。对其因迷走神经张力过高所致的气道狭窄,宜选用的药物是
A. 白三烯调节剂

B. 异丙托溴铵
C. 吸入型糖皮质激素
D. 沙丁胺醇
E. 茶碱

34. 以下属于烷化剂的是
A. 丝裂霉素
B. 博来霉素
C. 环磷酰胺
D. 伊立替康
E. 奥沙利铂

35. 噻替派的使用方式不包括
A. 口服给药
B. 肌内注射
C. 静脉注射
D. 腔内注射
E. 局部灌注

36. 患者,男,20 岁。白血病病史,现处于缓解期,使用依托泊苷化疗结束后接种活疫苗的间隔至少是
A. 1 个月
B. 2 个月
C. 3 个月
D. 4 个月
E. 5 个月

37. 属于二氢叶酸还原酶抑制剂的是
A. 甲氨蝶呤
B. 氟尿嘧啶
C. 巯嘌呤
D. 羟基脲
E. 阿糖胞苷

38. 患者,男,40 岁。因胃癌服用替吉奥胶囊。停药后,如需要服用其他的氟尿嘧啶类抗肿瘤药或氟胞嘧啶抗真菌药,必要的洗脱期为
A. 至少 3 日
B. 至少 5 日
C. 至少 7 日
D. 至少 10 日
E. 至少 14 日

39. 以下是细胞周期特异性药物的是
A. 柔红霉素
B. 奥沙利铂
C. 甲氨蝶呤
D. 氟尿嘧啶
E. 长春新碱

40. 属于抗雄激素类,可用于晚期前列腺癌治疗的药品是
A. 他莫昔芬
B. 托瑞米芬
C. 氟他胺
D. 己烯雌酚
E. 甲羟孕酮

二、配伍选择题

答题说明

共 60 题,每题 1 分。题目分为若干组,每组题目对应同一组备选项,备选项可重复选用,也可不选用。每题只有 1 个备选项最符合题意。

[41 ~ 42]
A. 锥体外系不良反应
B. 代谢紊乱
C. 高泌乳素血症
D. 心血管系统不良反应
E. 外周抗胆碱能反应

41. 第二代抗精神病药物较少引起,而第一代抗精神病药物最常见的不良反应是

42. 第二代抗精神病药物常见的不良反应是

[43 ~ 44]
A. 卡马西平
B. 苯妥英钠
C. 丙戊酸钠
D. 苯巴比妥
E. 左乙拉西坦

43. 被批准用于儿童及成人癫痫患者的局灶性发作、12 岁及以上青少年肌阵挛性癫痫患者的肌阵挛性癫痫发作,以及 6 岁及以上特发性全面性癫痫患者的原发性全面强直 - 阵挛性癫痫发作

的辅助治疗,最常见不良反应为镇静的是

44. 治疗剂量范围内原药及其主要代谢物,既不是人体肝脏细胞色素 P450、环氧化酶或尿苷二磷酸-葡萄糖苷酶的抑制剂,也不是它们具有高亲和力的底物;药物血浆蛋白结合率低,不易产生因与其他药物竞争蛋白结合位点所致临床显著性的相互作用。具有以上特点的抗癫痫药是

[45~46]

A. 抑制细胞内二氢叶酸还原酶,使嘌呤合成受抑,同时具抗炎作用

B. 在肠微生物作用下分解成 5-氨基水杨酸和磺胺吡啶,从而抑制前列腺素的合成及其他炎症介质白三烯的合成

C. 抑制合成嘧啶的二氢乳清酸脱氢酶,使活化淋巴细胞的生长受抑

D. 减少类风湿因子及其抗体形成,抑制前列腺素合成和溶菌酶的释放,并有与免疫球蛋白补体结合的作用,阻断关节炎的发展

E. 骨关节炎 IL-1 的重要抑制剂,可诱导软骨生成,具有止痛、抗炎及退热作用,对骨关节炎有延缓疾病进程的作用

45. 甲氨蝶呤抗风湿的作用机制是

46. 柳氮磺吡啶抗风湿的作用机制是

[47~49]

A. 可增加抗胆碱不良反应的危险

B. 增加中枢神经系统毒性(建议避免合用)

C. 增加肾毒性

D. 增加锥体外系不良反应的风险

E. 增加肝毒性

47. 金刚烷胺与甲氧氯普胺合用

48. 金刚烷胺和美金刚合用

49. 金刚烷胺与阿托品合用

[50~51]

A. 喷托维林 25mg,tid

B. 乙酰半胱氨酸片 600mg,bid

C. 沙丁胺醇气雾剂 1~2 喷,q6h

D. 马来酸氯苯那敏片 4~8mg,tid

E. 奥司他韦 75mg,bid

50. 患者,女,65 岁,今日因天气骤变出现急性支气管炎症状,无其他基础疾病。针对患者痰多症状,可给予

51. 患者,女,65 岁,今日因天气骤变出现急性支气管炎症状,无其他基础疾病。针对患者咳嗽症状,可给予

[52~53]

A. 补骨脂素及其衍生物

B. 重金属元素及其化合物

C. 肾上腺皮质激类

D. 其他光敏剂

E. 免疫抑制剂

52. 甲氧沙林属于

53. 呋喃香豆素类化合物属于

[54~55]

A. 缩宫素

B. 麦角新碱

C. 地诺前列酮

D. 普拉睾酮

E. 垂体后叶素

54. 从动物脑神经垂体中提取,其成分除含有催产素外,还因含加压素量较多,故现产科已少用的药物是

55. 作用强而持久,不仅对子宫底,而且对子宫颈部都有很强的收缩作用,剂量稍大即产生强直性收缩,不适用于催产或引产,主要用于产后子宫出血或子宫复原不佳的是

[56~57]

A. 粒细胞减少

B. 粒细胞增多

C. 性功能降低

D. 淋巴结肿大

E. 体位性低血压

56. 抗甲状腺药甲巯咪唑所致不良反应是

57. 抗甲状腺药碘化钾所致不良反应是

[58~59]

A. 是物质代谢过程中催化“一碳单位”转移反

应的辅酶组成成分,在叶酸还原酶的催化下,以还原型磷酸烟酰胺腺嘌呤二核苷酸(NADPH)为供氢体,经过还原反应,形成四氢叶酸

B. 对视网膜的功能起着重要作用,对上皮组织的生长和分化显然是必需的,也为骨骼生长、生殖和胚胎发育所需要

C. 能促进小肠对钙的吸收,其代谢活性物促进肾小管重吸收磷和钙,提高血钙、血磷浓度或维持及调节血浆钙、磷正常浓度

D. 能促进生殖力,促进性激素分泌,使男性精子活力和数量增加;女性雌激素浓度增高,提高生育能力,预防流产

E. 是肝脏合成凝血酶原(因子Ⅱ)的必需物质,并参与凝血因子Ⅶ、Ⅸ、Ⅹ,以及蛋白C和蛋白S的合成

58. 维生素K的作用是

59. 维生素A的作用是

[60~61]

A. 甲巯咪唑

B. 丙硫氧嘧啶

C. 放射性^{131}I

D. 碳酸锂

E. 西地碘

60. 需要监测血药浓度的药物是

61. 有新生儿皮肤缺损的致畸作用报道的药物是

[62~64]

A. 布美他尼

B. 依他尼酸

C. 呋塞米

D. 托拉塞米

E. 吲达帕胺

62. 对血钾影响较小,对糖耐量和脂质代谢无不良影响的利尿剂是

63. 对磺胺类药物有严重过敏史的患者可选择的利尿剂是

64. 用于治疗水肿性疾病,当起始治疗剂量未达到满意的治疗效果时,可追加剂量,每日最大剂量可达600mg。但一般应控制在100mg以内的利尿剂是

[65~67]

A. 奥沙利铂

B. 环磷酰胺

C. 博来霉素

D. 依托泊苷

E. 伊立替康

65. 与细胞中DNA发生共价结合,使其丧失活性或使DNA分子发生断裂,导致肿瘤细胞死亡的是

66. 与DNA结合,破坏其结构与功能,使肿瘤细胞DNA复制停止,阻碍细胞分裂的是

67. 右边部分的平面二噻唑环与DNA的小沟中特定的部分结合,导致DNA裂解的是

[68~69]

A. 阿奇霉素

B. 莫西沙星

C. 阿米卡星

D. 头孢哌酮

E. 青霉素

68. 儿童使用后可造成软骨病,18岁以下儿童禁止使用的药物是

69. 使用前必须进行过敏性皮试的药物是

[70~72]

A. 作为细胞膜的重要组分,特异性地与肝细胞膜结合,促进肝细胞膜再生,协调磷脂和细胞膜功能,降低脂肪浸润,增强细胞膜的防御能力,起到稳定、保护、修复细胞膜的作用

B. 降低血清丙氨酸氨基转移酶(ALT)水平

C. 通过各种机制发挥抗炎作用,有类似激素的作用

D. 促进胆汁分泌,减轻胆汁淤滞

E. 提供巯基或葡萄糖醛酸,增强解毒功能

70. 多烯磷脂酰胆碱作为保护肝细胞药的作用机制是

71. 还原型谷胱甘肽作为保护肝细胞药的作用机制是

72. 双环醇片作为保护肝细胞药的作用机制是

[73~74]

A. 顺铂

B. 卡铂
C. 奥沙利铂
D. 环磷酰胺
E. 替莫唑胺

73. 以上药物中直接用生理盐水或5%葡萄糖注射液稀释即可静脉滴注的铂类化合物是

74. 以上药物中需先用5%葡萄糖注射液10~20mL溶解,再用5%葡萄糖溶液稀释至0.5mg/mL,需要避光输注的铂类化合物是

[75~77]
A. 维生素D
B. 25-羟基维生素D
C. 1,25-二羟维生素D
D. 骨化三醇
E. 阿法骨化醇

75. 维生素D在血液循环中的主要形式是

76. 维生素D在肾脏中被催化成的活性形式是

77. 阿法骨化醇口服经小肠吸收后,在肝内经25-羟化酶作用转化为

[78~79]
A. 阿仑膦酸钠
B. 唑来膦酸
C. 帕米膦酸二钠
D. 依替膦酸二钠
E. 降钙素

78. 主要以原形经肾脏排泄,终末消除相的时间较长,滴注后2~28日内在血浆中仍保持较低浓度,终末消除半衰期为146小时的是

79. 正常成人一次口服20mg/kg,1小时后血清中浓度达到最高,血浆半衰期为2小时,连续服药7日未见蓄积倾向,进入体内后在骨及肾脏中浓度最高,随尿液排出8%~16%,随粪便排出82%~94%的是

[80~81]
A. 20IU,qw,肌注
B. 10IU,biw,肌注
C. 20μg/d,不应超过24个月
D. 100IU,qod,皮下注射或肌注
E. 100IU,qd,鼻喷

80. 依降钙素治疗骨质疏松症时,正确的剂量和用法是

81. 依降钙素缓解骨质疏松性疼痛时,正确的剂量和用法是

[82~84]
A. 硝普钠
B. 美托洛尔
C. 氨氯地平
D. 贝那普利
E. 氢氯噻嗪

82. 患者,女,63岁。因心绞痛急诊就医,诊断为ST段抬高心肌梗死,血压175/95mmHg,心率110次/分,该患者适宜使用的药物是

83. 患者,男,61岁。因高血压长期服用降压药,出现血钾升高。该患者服用的药物可能是

84. 患者,男,64岁。因"慢性肾脏病、肾性高血压"入院,血压203/110mmHg,该患者宜首选(如果疗程超过72小时需密切监测血中硫氰酸盐水平)的降压药物是

[85~87]
A. 卡托普利
B. 美托洛尔
C. 伊伐布雷定
D. 沙库巴曲缬沙坦
E. 达格列净

85. 可抑制心肌重构,改善临床左室功能,进一步降低总死亡率、降低心脏猝死率,所有慢性收缩性心力衰竭、心功能Ⅰ~Ⅲ级的患者都必须使用的药物是

86. 已用指南推荐剂量或达到ACEI/ARB最大耐受剂量后,收缩压>95mmHg,NYHA心功能Ⅱ~Ⅲ级、仍有症状的HFrEF患者,可用

87. 已使用ACEI/ARB/ARNI、β受体阻滞剂、醛固酮受体阻滞剂,β受体阻滞剂已达到目标剂量或最大耐受剂量,心率仍≥70次/分时,可用

[88~90]
A. 福辛普利
B. 依那普利

C. 卡托普利
D. 贝那普利
E. 赖诺普利

88. 因半衰期较短,需一日给药 2 ~ 3 次的是
89. 经肝和肾排泄,肾功能不全时无须调整剂量的是
90. 肝功能损害无须调整剂量的是

[91 ~ 93]
A. 庆大霉素
B. 呋喃妥因
C. 苄星青霉素
D. 甲硝唑
E. 左氧氟沙星

91. 可用于预防风湿热复发的药物是
92. 因易导致新生儿溶血,妊娠晚期妇女禁用的抗菌药物是
93. 治疗滴虫阴道炎适宜使用的药物是

[94 ~ 95]
A. 阿莫西林
B. 青霉素 V
C. 甲氧西林
D. 哌拉西林
E. 天然青霉素

94. 不耐酸、不耐青霉素酶,抗菌谱较窄的是
95. 属于耐酸的口服青霉素是

[96 ~ 98]
A. 核苷类逆转录酶抑制药
B. 非核苷类逆转录酶抑制药
C. 蛋白酶抑制药
D. 整合酶抑制剂
E. 融合抑制剂

96. 与 HIV - 1 的逆转录酶直接结合并通过破坏该酶的催化位点来阻断 RNA 依赖和 DNA 依赖的 DNA 聚合酶活性的是
97. 作用机制是抑制纯化的 HIV - 1 和 HIV - 2 蛋白酶,与蛋白酶的活性部位直接结合,是蛋白酶的竞争性抑制剂,这种竞争性结合阻碍了病毒颗粒成熟过程中病毒前体多蛋白的裂解过程,由此产生的不成熟的病毒颗粒不具有感染性,无法建立新一轮感染,该类药物是
98. 抑制 HIV 整合酶的催化活性,可防止感染早期 HIV 基因组共价插入或整合到宿主细胞基因组上,该类药物是

[99 ~ 100]
A. 氧烯洛尔
B. 对乙酰氨基酚
C. 放线菌素 D
D. 肝素
E. 头孢菌素

99. 与柔红霉素合用,可能增加心脏毒性的是
100. 与多柔比星呈现交叉耐药性的是

三、综合分析选择题

答题说明

共 10 题,每题 1 分。题目分为若干组,每组题目基于同一个临床情景、病例、实例或者案例的背景信息逐题展开。每题的备选项中,只有 1 个最符合题意。

[101 ~ 103]

患者,男,38 岁。因"发作性喘息"3 个月入院,发作时喘憋、全身大汗、全身发绀、端坐不能平卧,肺部可闻及哮鸣音。诊断为支气管哮喘,静脉滴注地塞米松。

101. 患者支气管哮喘急性发作,此时应给予的治疗是
A. 吸入沙美特罗
B. 口服孟鲁司特
C. 吸入噻托溴铵
D. 吸入沙丁胺醇
E. 吸入布地奈德

102. 药师应教育患者不得擅自增加用药剂量,否则可引起严重的何种症状,从而导致心律不齐
A. 低镁血症
B. 低钙血症
C. 高钠血症
D. 高钾血症

E. 低钾血症

103. 现用"沙美特罗/氟替卡松 50/250"每次 1 吸,每日 2 次,已 4 个月,症状缓解。近 2 周来,每周均有 1 次发作。此时应采取的最佳措施是

A. 改用地塞米松静注

B. 改用泼尼松口服

C. 加用抗 IgE 治疗

D. 加用白三烯受体阻滞剂

E. 碳酸氢钠口服

[104 ~ 105]

患者,男,20 岁。癫痫病史 10 年,持续抽搐伴神志不清 4 小时入院。抽搐时神志不清,双眼上吊,口吐白沫,咬破舌头,四肢强直、阵挛,小便失禁,持续 5 ~ 10 分钟后自行缓解,每年发作十几次。4 小时前劳累后频繁抽搐,神志不清。

104. 为该患者行心电图检查,发现患者有二度房室传导阻滞,以下哪种药物不得用于治疗

A. 苯妥英钠

B. 丙戊酸钠

C. 托吡酯

D. 左乙拉西坦

E. 卡马西平

105. 该患者拟学习驾驶汽车,考取驾驶证,药师的建议不应该包括

A. 若癫痫已有 1 年无发作可以参加学习

B. 若已确定癫痫在 3 年中只在睡眠时发作而无觉醒发作可以参加学习

C. 患者绝不可驾大货车或大轿车等车辆及运营车辆

D. 患者不要在撤用抗癫痫药物期间开车,而应于撤药后 3 个月再驾车

E. 若出现晕厥,不应驾驶或操作机械

[106 ~ 110]

患者,男,26 岁。因咳嗽伴间断发热 1 周入院,查体:T 38.9℃,P 90 次/分,R 21 次/分,BP 110/70mmHg。血常规:白细胞计数 16.96×10^9/L,中性粒细胞百分比 84.6%。胸部 CT 示右下肺炎症。诊断为右侧肺炎。

106. 入院后使用莫西沙星注射液抗感染,下列说法不正确的是

A. 莫西沙星可覆盖社区获得性肺炎的常见病原体

B. 莫西沙星对非典型病原体无效

C. 莫西沙星对厌氧菌无效

D. 莫西沙星属于氟喹诺酮类

E. 莫西沙星在肺组织浓度较高

107. 莫西沙星治疗 3 日后患者仍有高热,复查 CT 示病灶范围增大,加用万古霉素 1g,静脉滴注,每日 1 次。下列关于万古霉素的说法不正确的是

A. 万古霉素使用频次不合理

B. 万古霉素可覆盖耐甲氧西林金黄色葡萄球菌

C. 万古霉素对大肠埃希菌无效

D. 万古霉素对支原体无效

E. 万古霉素属氨基糖苷类

108. 换用万古霉素 3 日后体温仍控制不佳,次日抽血送检,万古霉素谷浓度测定为 2.8mg/L,下列说法错误的是

A. 在使用万古霉素的第 4 个维持剂量给药前测定谷浓度

B. 用药方法不能维持全天稳定的血药浓度

C. 万古霉素是浓度依赖性抗菌药物

D. 该万古霉素浓度偏低

E. 应适当增加给药剂量

109. 需常规进行万古霉素血药浓度监测的人群不包括

A. 肝功能不全者

B. 肾功能不全者

C. 老年人

D. 推荐应用大剂量万古霉素来维持其血药浓度在 15 ~ 20mg/L 并且长疗程的患者

E. 新生儿

110. 万古霉素的不良反应包括

A. 听力损害

B. 视神经损害

C. 红人综合征

D. 血栓性静脉炎

E. 肾毒性

四、多项选择题

答题说明

共10题,每题1分。每题的备选项中,有2个或2个以上符合题意,错选、少选均不得分。

111. 袢利尿药对离子排泄的影响包括

A. K^+的排泄增加

B. Ca^{2+}的排泄增加

C. Mg^{2+}的排泄增加

D. Na^+的排泄增加

E. HCO_3^-的排泄增加

112. 关于抗癫痫药物合理使用的说法,正确的有

A. 抗癫痫药物规律服用半年后,如无发作方可停药

B. 服用感冒药时,为避免药物相互作用应暂停抗癫痫药物

C. 如果发作频繁,应在医生指导下增加药量或更换药物

D. 抗癫痫药物半衰期长,均可一日一次给药

E. 治疗期间应定期复查血常规与肝功能

113. 关于抗帕金森药的叙述,正确的有

A. 左旋多巴的不良反应主要由于用药时间较长、外周产生的多巴胺过多引起

B. 苯海索严重的不良反应主要是停药后可出现戒断症状

C. 老年人长期应用苯海索易促发青光眼

D. 恩他卡朋在胃肠道能与铁形成螯合物

E. 苯海索与金刚烷胺合用时可发生麻痹性肠梗阻

114. 伊立替康禁用于

A. 慢性肠炎

B. 肠梗阻

C. 胆红素超过正常值上限15倍

D. 严重骨髓功能衰竭

E. 妊娠及哺乳期妇女

115. 氢氧化铝的作用包括

A. 抗酸

B. 吸附

C. 增加胃肠蠕动

D. 局部止血

E. 保护溃疡面

116. 熊去氧胆酸不能使用的情况包括

A. 固醇性胆囊结石

B. 服用12个月后结石未见变小者

C. 胆结石钙化

D. 胆囊不能正常收缩

E. 胆汁反流性胃炎

117. 生长抑素的不良反应包括

A. 快速注射可见短期的血压下降

B. 血糖升高

C. 腹痛

D. 低血糖

E. 腹泻

118. 应暂停或减少卡托普利用量的情况有

A. 蛋白尿逐渐增多

B. 白细胞计数过低

C. 不可耐受的干咳

D. 症状较轻的干咳

E. 出现血管神经性水肿

119. 青霉素类药可达到治疗浓度的部位有

A. 胸腔液

B. 心包液

C. 腹腔液

D. 滑液

E. 胆汁

120. 关于亚胺培南西司他丁使用的叙述,正确的有

A. 一般为静脉滴注给药,亦可肌内注射,严禁静脉注射给药

B. 对青霉素类及头孢菌素类过敏者可能对亚胺培南产生交叉过敏反应

C. 用作肌内注射时,以利多卡因稀释

D. 可用于中枢神经系统感染

E. 不推荐本品用于体重<30kg的肾功能不全儿童患者

试卷标识码:

执业药师资格考试

药学专业知识（二）

押题秘卷（二）

考生姓名：______________

准考证号：______________

工作单位：______________

一、最佳选择题

答题说明

共40题,每题1分。每题的备选项中,只有1个最符合题意。

1. 以下属于苯二氮䓬类镇静催眠药的是

A. 苯巴比妥

B. 佐匹克隆

C. 阿普唑仑

D. 唑吡坦

E. 异戊巴比妥

2. 患者,男,30岁。因三叉神经痛使用苯妥英钠治疗。与下列药物合用,可能引起苯妥英钠药效增强的是

A. 泼尼松

B. 环孢素

C. 卡马西平

D. 华法林

E. 左旋多巴

3. 下列药品中,属于酰胺类的脑功能改善及抗记忆障碍药是

A. 吡拉西坦

B. 胞磷胆碱

C. 利斯的明

D. 多奈哌齐

E. 石杉碱甲

4. 患者,男,30岁。体温37.5℃,服用对乙酰氨基酚,该药解热的作用机制是

A. 作用于外周,使PG合成减少

B. 抑制内热原的释放

C. 抑制中枢前列腺素的合成

D. 抑制缓激肽的生成

E. 使体温调节失灵

5. 患者,男,30岁。因关节出现红、肿、热、痛和功能障碍来就诊,诊断为痛风,使用别嘌醇治疗。其抗痛风的作用机制是

A. 抑制粒细胞浸润和白细胞趋化

B. 抑制近端肾小管对尿酸盐的重吸收,使尿酸排出增加

C. 可促进尿酸分解,将尿酸转化为一种溶解性更好的尿囊素

D. 抑制黄嘌呤氧化酶,阻止次黄嘌呤和黄嘌呤代谢为尿酸

E. 抑制局部细胞产生IL-6

6. NSAID镇痛抗炎的作用机制是

A. 减少前列腺素的释放

B. 抑制环氧酶

C. 对抗前列腺素的作用

D. 抑制MAO

E. 抑制AChE

7. 以下关于中枢性镇咳药说法错误的是

A. 妊娠期妇女禁用

B. 可待因的使用必须遵守麻醉药品相关规定

C. 喷托维林禁用于2岁以下儿童

D. 胺碘酮可提高右美沙芬的血药浓度

E. 福尔可定禁用于新生儿和儿童

8. β_2受体激动剂治疗哮喘的作用机制是

A. 促进炎症细胞如嗜酸性粒细胞在气道的聚集,并能促进气道结构细胞的增殖

B. 降低第二信使环磷腺苷和环磷鸟苷的水解,提升细胞内cAMP或cGMP的浓度

C. 阻断节后迷走神经通路,降低迷走神经兴奋性,产生松弛支气管平滑肌作用

D. 抑制炎症细胞的迁移和活化,抑制炎症介质的释放,抑制细胞因子的生成

E. 激活腺苷酸环化酶,使细胞内的环磷腺苷含量增加,游离Ca^{2+}减少

9. 患儿,男,6岁。因疥疮使用林旦乳膏,用药后需洗浴,将药液彻底洗去,洗浴的时间是

A. 用药3小时后

B. 用药6小时后

C. 用药9小时后

D. 用药12小时后

E. 用药24小时后

10. 以下适应证与其他四个药物不同的是

A. 制霉菌素

B. 克霉唑

C. 联苯苄唑

D. 特比萘芬

E. 环吡酮胺

11. 患者,女,30 岁。近期出现眼睛畏光、流泪、异物感。下列可用于治疗的药物是

A. 妥布霉素滴眼液

B. 红霉素眼膏

C. 夫西地酸滴眼液

D. 庆大霉素氟米龙滴眼液

E. 阿昔洛韦滴眼液

12. 更昔洛韦眼用抗感染凝胶对哪种病毒作用最强

A. 巨细胞病毒

B. 1 型单纯疱疹病毒

C. 2 型单纯疱疹病毒

D. 水痘 - 带状疱疹病毒

E. EB 病毒

13. 患者,女,25 岁。在无防护的性生活后想通过口服紧急避孕药物避孕,可选择的药物是

A. 炔雌醇去氧孕烯(30μg/150g)

D. 十一酸睾酮(40mg)

C. 复方醋酸环丙孕酮(35μg/2mg)

D. 左炔诺孕酮(15mg)

E. 屈螺酮炔雌醇(30μg/3mg)

14. 退乳药溴隐亭的临床应用注意不包括

A. 治疗期间禁止妊娠

B. 消化道溃疡患者慎用

C. 用于治疗闭经或乳溢,可产生短期疗效,但不宜久用

D. 口服后个体差异较大

E. 口服吸收迅速,但吸收不完全

15. 患者,男,25 岁。诊断为带状疱疹,静滴阿昔洛韦进行治疗。医师嘱咐患者 2 小时后应补充充足的水,其目的是

A. 保证血液中有足够的水分溶解药物

B. 促进药物在肝脏的代谢

C. 促进药物的重新分布

D. 提高药物在血液中的溶解量

E. 防止药物沉积于肾小管内

16. 奥司他韦用于甲型和乙型流感治疗时,理想状态为

A. 在流感症状开始 36 小时内就应开始治疗

B. 在流感症状开始 48 小时内就应开始治疗

C. 在流感症状开始 60 小时内就应开始治疗

D. 在流感症状开始 72 小时内就应开始治疗

E. 在流感症状开始 84 小时内就应开始治疗

17. 治疗带状疱疹宜选用的药物是

A. 拉米夫定

B. 金刚乙胺

C. 齐多夫定

D. 扎那米韦

E. 阿昔洛韦

18. 膀胱过度活动症的一线治疗是

A. M 胆碱受体阻滞药

B. β_3 肾上腺素受体激动剂

C. A 型肉毒杆菌毒素注射

D. β_3 肾上腺素受体阻滞剂

E. 以行为治疗为主的非药物治疗

19. A 型肉毒杆菌毒素用于治疗膀胱过度活动症的给药方式是

A. 口服给药

B. 静脉滴注

C. 皮下注射

D. 逼尿肌多点注射

E. 静脉推注

20. 患者,女,20 岁。非小细胞癌晚期,为求治疗,下列药物中可以选择的是

A. 贝伐珠单抗

B. 利妥昔单抗

C. 曲妥珠单抗

D. 纳武利尤单抗

E. 帕博丽珠单抗

21. 关于蒙脱石散的作用特点及临床使用的说法错误的是

A. 不被胃肠道吸收,对中枢神经及心血管系统无不良影响

B. 直接服用或调成糊状、丸状服用

C. 对伴有感染的腹泻患者应联合应用有效的抗菌药物治疗

D. 患者宜在两餐之间服用

E. 食管炎患者宜餐后服用

22. 枸橼酸铋钾或其有效成分三钾二枸橼酸铋的药理作用与机制不包括

A. 形成保护层覆盖于溃疡面上,阻止胃酸、酶及食物对溃疡的侵袭

B. 降低胃蛋白酶活性

C. 抑制黏膜释放前列腺素

D. 增加黏蛋白分泌

E. 对幽门螺杆菌具有杀灭作用

23. 与雷尼替丁合用时,利多卡因的作用时间延长,是因为雷尼替丁

A. 减少肾血流量

B. 促进利多卡因吸收

C. 减少肝血流量

D. 有药效上的协同作用

E. 抑制肝药酶

24. 患者,女,32 岁。孕 2 周,既往有癫痫病史,长期服用卡马西平治疗,为防止引起新生儿出血,该患者妊娠晚期应当补充的维生素是

A. 维生素 D

B. 维生素 K

C. 叶酸

D. 维生素 B_{12}

E. 维生素 B_2

25. 治疗窗窄,实现充分抗凝又不发生出血难度较大的是

A. 肝素钠

B. 达肝素钠

C. 依诺肝素钠

D. 那屈肝素钙

E. 贝米肝素钠

26. 氯吡格雷抗血小板作用明显降低的人群是

A. 超快代谢型患者

B. 快代谢型患者

C. 中间代谢型患者

D. 慢代谢型患者

E. 完整功能代谢型患者

27. 患者,男,40 岁。因长时间使用广谱抗生素导致体内维生素 K 缺乏,现使用维生素 K_1 治疗。下列叙述错误的是

A. 肌内注射 1 ~ 2 小时起效,3 ~ 6 小时止血效果明显,12 ~ 14 小时后凝血酶原时间恢复正常

B. 肝内代谢

C. 经肾脏和胆汁排出

D. 口服吸收需要胆汁的存在

E. 口服由胃肠道经小肠毛细血管吸收

28. 奥利司他可抑制胃肠道的

A. 淀粉酶

B. 蛋白酶

C. 脂肪酶

D. 纤维素酶

E. 肽酶

29. 伊伐布雷定发挥作用特异性针对

A. 心房传导

B. 房室传导

C. 心室传导

D. 窦房结

E. 心室复极化

30. 患者,男,30 岁。因心力衰竭服用沙库巴曲缬沙坦,该药的严重不良反应是

A. 低血压

B. 高钾血症

C. 咳嗽

D. 血管性水肿

E. 头晕

31. 按照抗菌药物 PK/PD 理论,下列给药方案中,错误的是

A. 注射用青霉素钠 480 万单位,iv,q8h

B. 莫西沙星片 0.4g,po,bid

C. 注射用美罗培南 1g,iv,q8h

D. 阿奇霉素片 0.5g,po,qd

E. 注射用头孢曲松钠 1g,iv,qd

32. 患者,女,30 岁。因肺炎入院,检查结果为肺炎链球菌感染,首选的抗菌药是

A. 庆大霉素

B. 氨基苷类抗生素

C. 红霉素

D. 四环素

E. 青霉素

33. 患者,男,30 岁。因阿米巴痢疾入院,下列药物中疗效最佳的是

A. 多西环素

B. 四环素

C. 米诺环素

D. 青霉素

E. 土霉素

34. 属于快速杀菌药,对静止期细菌也有较强杀菌作用的是

A. β-内酰胺类
B. 大环内酯类
C. 磺酰胺类
D. 林可霉素类
E. 氨基糖苷类

35. 关于第一、二、三、四代头孢菌素类抗菌药物药理作用的叙述,错误的是

A. 第一代头孢菌素对青霉素酶稳定,但可被革兰阴性菌产生的β-内酰胺酶所破坏
B. 第二代头孢菌素对铜绿假单胞菌无效,对多种β-内酰胺酶较稳定
C. 第三代头孢菌素对革兰阴性菌有较强的抗菌作用,但对β-内酰胺酶不稳定
D. 第四代头孢菌素对革兰阳性菌、革兰阴性菌、厌氧菌显示广谱抗菌活性
E. 第四代头孢菌素与第三代相比,抗铜绿假单胞菌作用增强,对β-内酰胺酶稳定

36. 患者,女,35 岁。因铜绿假单胞菌感染使用美罗培南,下列关于该药使用说法正确的是

A. 可一天一次给药
B. 肝功能不全患者应用需调整剂量
C. 癫痫等中枢神经系统不良反应发生率与亚胺培南相似
D. 所致肾功能损害和恶心、呕吐等胃肠道反应较亚胺培南少
E. 肾功能不全者不需要调整剂量

37. 厄他培南不推荐用于中枢神经系统感染是因为

A. 在脑脊液中浓度较低
B. 中枢神经系统不良反应严重
C. 抗菌谱不能覆盖
D. 中枢神经系统感染耐药现象严重
E. 体内半衰期短

38. 与糖肽类合用可能掩盖耳鸣、头昏、眩晕等耳毒性症状的是

A. 抗组胺药
B. 阿司匹林
C. 布美他尼
D. 依他尼酸
E. 多黏菌素类

39. 对莫西沙星呈现耐药的病原体是

A. 肺炎链球菌
B. 流感和副流感嗜血杆菌
C. 卡他莫拉菌
D. 嗜麦芽窄食单胞菌
E. 甲氧西林耐药葡萄球菌

40. 患者,男,35 岁。因社区获得性肺炎入院,检查结果显示金黄色葡萄球菌感染。使用利奈唑胺治疗,下列说法错误的是

A. 可出现骨髓抑制,风险与疗程相关,停用后血象指标可恢复
B. 具有单胺氧化酶抑制剂作用,避免食用含有大量酪氨酸的食品
C. 有引起血压降低的潜在相互作用
D. 有出现视力模糊的报道,应密切观察视觉症状的出现,必要时监测视觉功能
E. 轻度及中度肝功能不全、肾功能不全者无须调整剂量

二、配伍选择题

答题说明

共60题,每题1分。题目分为若干组,每组题目对应同一组备选项,备选项可重复选用,也可不选用。每题只有1个备选项最符合题意。

[41~43]

A. 吡拉西坦
B. 多奈哌齐
C. 胞磷胆碱钠
D. 银杏叶提取物
E. 艾地苯醌

41. 通过抑制胆碱酯酶活性,改善记忆和认知功能障碍的是

42. 属于核苷衍生物,可改善脑组织代谢,促进大脑功能恢复、促进苏醒的是

43. 可清除氧自由基生成,抑制细胞脂质过氧化,促进脑血液循环,改善脑细胞代谢,进而改善脑功

能的是

[44～45]

A. 非布司他

B. 碳酸氢钠

C. 别嘌醇

D. 秋水仙碱

E. 苯溴马隆

44. 患者,男,52 岁。BMI 28kg/m^2,既往有动脉粥样硬化性心血管病、高尿酸血症、痛风病,患者诉昨晚 8 点起右大脚趾关节处疼痛难忍,宜使用的药物是

45. 患者,男,50 岁。痛风缓解期,复查血尿酸为 560μmol/L,尿液 pH 为 6.5,分型诊断为尿酸排泄障碍,此时宜使用的促尿酸排泄药是

[46～48]

A. 磷酸二酯酶抑制剂

B. 白三烯受体阻滞剂

C. 长效 $β_2$受体激动剂

D. M 胆碱受体阻滞剂

E. 吸入性糖皮质激素

46. 推荐与吸入性糖皮质激素联合使用,尤其适合于中、重度持续性哮喘患者长期治疗的药物是

47. 哮喘长期治疗的首选药物是

48. 伴有前列腺增生的哮喘患者不宜选用的药物是

[49～50]

A. 聚甲酚磺醛

B. 干扰素 α2a

C. 地屈孕酮

D. 甲羟孕酮

E. 黄体酮

49. 对坏死或病变组织有选择性凝固和排除作用,能使病变组织易于脱落,使局部收敛止血,促进组织再生和上皮重新覆盖的高酸性物质是

50. 具有广谱抗病毒、免疫调节及抗肿瘤功能的是

[51～52]

A. 在体内转化后,活性成分是脱羧辅酶的组成部分,参与维持正常的糖代谢及神经、心脏系统功能

B. 为氧化还原酶的辅酶,广泛参与细胞氧化还原系统传递氢的反应,促进脂肪、糖及蛋白质的代谢

C. 作为人体不可缺乏的辅酶,可参与氨基酸、碳水化合物及脂肪的正常代谢,并可刺激白细胞的生长,是形成血红蛋白所需要的物质

D. 为抗体及胶原形成,组织修补(包括某些氧化还原作用),苯丙氨酸、酪氨酸、叶酸的代谢,铁、碳水化合物的利用,脂肪、蛋白质的合成,维持免疫功能,维持血管壁的完整性,促进非血红素铁吸收等所必需

E. 在体内转化后,发挥药理作用,是辅酶Ⅰ和辅酶Ⅱ的组成部分,参与体内脂质代谢、组织呼吸的氧化过程和糖原分解的过程

51. 维生素 B_1 的作用是

52. 维生素 B_2 的作用是

[53～54]

A. 100mg/d

B. 50mg/d

C. 25mg/d

D. 12.5mg/d

E. 4mg/d

53. 西格列汀用于 GFR 大于 50mL/(min·1.73m^2)的 CKD 患者时使用剂量是

54. 西格列汀用于 GFR 在 30～50mL/(min·1.73m^2)的 CKD 患者时使用剂量是

[55～56]

A. 磺胺多辛

B. 乙胺嘧啶

C. 双氢青蒿素

D. 奎宁

E. 伯氨喹

55. 通过影响疟原虫红内期的超微结构,使其膜系结构发生变化,阻断疟原虫的营养摄取的药物是

56. 与疟原虫的 DNA 结合,形成复合物抑制 DNA 的复制和 RNA 的转录,从而抑制原虫的蛋白合成,还能降低疟原虫氧耗量,抵制疟原虫内的磷酸化酶而干扰其糖代谢的药物是

[57~58]

A. 氯化钠注射液稀释

B. 5%葡萄糖注射液稀释

C. 先用乳酸钠注射液溶解,再用氯化钠注射液或5%葡萄糖注射液进一步稀释

D. 先用氯化钠注射液溶解,再用5%葡萄糖注射液进一步稀释

E. 先用氯化钠注射液溶解,再用氯化钠注射液或5%葡萄糖注射液进一步稀释

57. 依托泊苷注射液的溶媒选择要求是

58. 注射用奥沙利铂的溶媒选择要求是

[59~60]

A. 顺铂

B. 卡铂

C. 奥沙利铂

D. 草酸铂

E. 奈达铂

59. 治疗非小细胞肺癌、头颈部及食管癌、胃癌、卵巢癌、膀胱癌、恶性淋巴瘤、骨肉瘤及软组织肉瘤等实体瘤的常用药是

60. 治疗胃肠道癌的常用药,是结直肠癌的首选药之一的是

[61~63]

A. 羟喜树碱

B. 替尼泊苷

C. 博来霉素

D. 依托泊苷

E. 伊立替康

61. 小细胞肺癌化疗首选药是

62. 脑瘤的首选药是

63. 不溶于水,微溶于有机溶剂的是

[64~66]

A. 葡醛内酯

B. 还原型谷胱甘肽

C. 多烯磷脂酰胆碱

D. 甘草酸二铵

E. 熊去氧胆酸

64. 可增加胆汁分泌,松弛 Oddi 括约肌,促进胆石溶解和胆汁排出的药物是

65. 以肝细胞膜损害为主的急慢性肝炎患者,宜使用的药物是

66. 与体内过氧化物和自由基结合,保护细胞中含巯基的蛋白质和酶,参与多种有毒物质解毒反应的药物是

[67~68]

A. 枸橼酸铋钾

B. 谷丙胺

C. 法莫替丁

D. 奥美拉唑

E. 氢氧化铝

67. 能阻断 H_2 受体而减少胃酸分泌的药物是

68. 抑制质子泵而减少胃酸分泌的药物是

[69~70]

A. 阿哌沙班

B. 华法林

C. 达比加群

D. 肝素

E. 磺达肝癸

69. 可口服的直接凝血酶抑制剂是

70. 可口服的直接因子Ⅹa 抑制剂是

[71~73]

A. 凝血酶Ⅲ(AT-Ⅲ)

B. 因子Ⅱa

C. 因子Ⅸa

D. 因子Ⅹa

E. 因子Ⅻa

71. 普通肝素的作用靶点是

72. 低分子量肝素的作用靶点是

73. 低分子量肝素发挥抗凝作用主要抑制的凝血因子是

[74~75]

A. 精蛋白锌胰岛素

B. 中性胰岛素

C. 门冬胰岛素

D. 低精蛋白锌胰岛素 30R

E. 甘精胰岛素

74. 外观为无色透明溶液,可在病情紧急情况(如抢救糖尿病酮症酸中毒或高血糖高渗性昏迷患者)下静脉输注的是

75. 利用重组 DNA 技术,通过对人胰岛素的氨基酸序列进行修饰生成的,皮下注射吸收较人胰岛素快,起效迅速,持续时间短,能更加有效地控制餐后血糖的是

[76～77]

A. 胰岛素注射液

B. 预混人胰岛素 30R

C. 低精蛋白锌胰岛素

D. 甘精胰岛素

E. 赖脯胰岛素

76. 具有双时相,应个体化给药,注射后 30min 内必须进食的胰岛素制剂是

77. 无血药浓度峰值,可选择每天任意固定时间给药 1 次的胰岛素类似物制剂是

[78～79]

A. SUR1 受体

B. PPAR－γ 受体

C. SGLT－2

D. α－葡萄糖苷酶

E. DPP－4

78. 罗格列酮的作用靶点是

79. 格列齐特的作用靶点是

[80～82]

A. 骨化三醇

B. 鲑降钙素

C. 雷洛昔芬

D. 阿仑膦酸钠

E. 替勃龙

80. 用于治疗绝经后妇女的骨质疏松症,以预防髋部和脊椎骨折;治疗男性骨质疏松症以预防髋部和脊椎骨折的药物是

81. 用于治疗老年骨质疏松症的药物是

82. 仅适用于预防绝经后妇女的骨质疏松症的药物是

[83～84]

A. 美西律

B. 氟卡尼

C. 胺碘酮

D. 地尔硫䓬

E. 普鲁卡因胺

83. 适度阻滞钠通道,降低动作电位 0 相上升速率,延长复极过程,延长有效不应期更为显著,抑制心肌的自律性,特别是异位兴奋点的自律性和传导速度,使 Q－T 间期延长,减低心脏兴奋性的是

84. 轻度阻滞钠通道,可缩短复极时间和提高心室颤动阈值,使传导减慢,异位节律点的自律性降低,Q－T 间期缩短的是

[85～87]

A. 地尔硫䓬

B. 卡马西平

C. 氯化铵

D. 地高辛

E. 雌激素

85. 与依普利酮合用,可以减弱依普利酮作用的 CYP3A4 诱导剂是

86. 与依普利酮合用,可以增强依普利酮作用的 CYP3A4 抑制剂是

87. 与留钾利尿药合用,易发生代谢性酸中毒的是

[88～89]

A. 洛伐他汀

B. 阿替洛尔

C. 依折麦布

D. 普罗布考

E. 考来烯胺

88. 选择性抑制小肠胆固醇转运蛋白,有效减少肠道内胆固醇吸收的是

89. 竞争性抑制内源性胆固醇合成限速酶 HMG－CoA 还原酶,阻断胆固醇合成过程的是

[90～91]

A. 20mg

B. 40mg

C. 60mg

D. 80mg

E. 120mg

90. 冠心病患者服用辛伐他汀的最高日剂量是

91. 冠心病患者服用阿托伐他汀的最高日剂量是

[92 ~ 93]

A. 肌肉震颤

B. 红人综合征

C. 抗生素相关性腹泻

D. 急性溶血性贫血

E. 血小板减少

92. 患者,女,75 岁。既往有 2 型糖尿病史 18 年,有青霉素过敏史,因车祸导致左下肢开放性骨折,术后发生骨髓炎,给予克林霉素治疗 10 余天,临床应关注的典型不良反应是

93. 患者,男,67 岁。为葡萄糖 - 6 - 磷酸脱氢酶缺乏症患者,如果使用复方磺胺甲噁唑,可能引发的药源性疾病是

[94 ~ 96]

A. 抗生素后效应

B. 最低抑菌浓度

C. 最低杀菌浓度

D. 抗菌谱

E. 最低毒性剂量

94. MIC 指的是

95. MBC 指的是

96. PAE 指的是

[97 ~ 98]

A. 红霉素

B. 克拉霉素

C. 氨曲南

D. 阿奇霉素

E. 庆大霉素

97. 易被胃酸破坏,口服吸收少,故临床一般服用其肠衣片或酯化物的是

98. 其缓释混悬液制剂应空腹服用的是

[99 ~ 100]

A. 阿莫西林

B. 左氧氟沙星

C. 四环素

D. 呋喃唑酮

E. 克拉霉素

99. 根除幽门螺杆菌治疗的首选抗菌药是

100. 不作为根除幽门螺杆菌初次治疗方案的抗菌药是

三、综合分析选择题

答题说明

共 10 题,每题 1 分。题目分为若干组,每组题目基于同一个临床情景、病例、实例或者案例的背景信息逐题展开。每题的备选项中,只有 1 个最符合题意。

[101 ~ 102]

患者,男,54 岁。肝硬化病史 5 年,1 年前腹部疼痛加重,1 周前发现血性腹水,诊断为肝癌晚期,入院治疗。

101. 患者疼痛难以耐受,严重影响日常生活,以下首选的镇痛药物是

A. 吗啡

B. 哌替啶

C. 曲马多

D. 可待因

E. 美沙酮

102. 应用镇痛药物的原则不包括

A. “按需”给药而不是“按时”

B. 口服给药,尽可能避免创伤性给药

C. 按阶梯给药,针对不同的疼痛程度选择药物

D. 对于轻度疼痛者首选非甾体抗炎药,对于中度疼痛者应选用弱阿片类药

E. 用药应个体化,剂量应根据患者需要由小到大

[103 ~ 105]

患者,男,20 岁。因尿少、水肿及高血压 1 周入院,伴乏力、纳差 1 个月。实验室检查发现贫血、血尿、蛋白尿,补体 C_3 正常,血肌酐和尿素氮均升高,B 超双肾增大,临床诊断为“急性肾衰竭”。

103. 该患者首选的利尿药是
A. 呋塞米
B. 乙酰唑胺
C. 吲达帕胺
D. 氨苯蝶啶
E. 氢氯噻嗪

104. 长期应用该药物可引起
A. 高钾血症
B. 高钠血症
C. 高镁血症
D. 高尿酸血症
E. 高氯碱血症

105. 关于该药注意事项的描述,不正确的是
A. 应用前应询问药物过敏史,对磺胺药过敏者不宜使用
B. 肠道外用药宜静脉给药,不主张肌内注射
C. 静脉注射时宜用葡萄糖注射液稀释
D. 静脉用药剂量为口服的1/2时即可达到同样疗效
E. 为避免夜尿过多,应该白天给药

[106~108]

患者,男,53岁。因上腹部隐痛1月余就诊。查粪隐血(+),行纤维胃镜检查,胃液中发现幽门螺杆菌,诊断为幽门螺杆菌感染致消化性溃疡。

106. 该患者疾病的根治方案应包括
A. 抗菌药物、抑酸药
B. 抑酸药、铋剂
C. 抗酸药、铋剂
D. 抗酸药、抑酸药、铋剂
E. 抗菌药物、抑酸药、铋剂

107. 以下可首选用于该患者治疗的药物是
A. 昂丹司琼
B. 铝碳酸镁
C. 法莫替丁
D. 西咪替丁
E. 泮托拉唑

108. 患者服用期间出血舌苔发黑和大便灰黑色,是服用下列哪种药物所致
A. 铋剂
B. 硫糖铝
C. 替普瑞酮
D. 碳酸钙
E. 铁剂

[109~110]

患者,女,55岁。既往体健、无基础疾病史。就诊诉"食欲增加伴多汗、怕热2月余,烦躁、体温升高1日"。查体见心率120次/分,血压120/75mmHg,呼吸20次/分,体温37.5℃,甲状腺Ⅱ度肿大。甲功三项:$FT_3$46.91pmol/L,$FT_4$18.52pmol/L,TSH 0.01mU/L。心电图示窦性心动过速。血常规、肝肾功能无明显异常。诊断:甲状腺功能亢进症。处方药物:甲巯咪唑10mg,bid,普萘洛尔10mg,tid。

109. 该患者治疗过程中需关注药物不良反应,立即停用甲巯咪唑的情况是
A. 血小板计数下降
B. 淋巴细胞计数下降
C. 粒细胞缺乏症
D. 关节痛
E. 肝酶异常

110. 可能与甲巯咪唑发生药物相互作用,应谨慎与其联用的药物是
A. 甘草酸二铵
B. 鲨肝醇
C. 利可君
D. 华法林
E. 美托洛尔

四、多项选择题

答题说明

共10题,每题1分。每题的备选项中,有2个或2个以上符合题意,错选、少选均不得分。

111. 与以下药物同时口服,可能影响左炔诺孕酮避孕效果的有
A. 苯巴比妥
B. 大环内酯类抗生素

C. 咪唑类抗真菌药

D. 西咪替丁

E. 奈韦拉平

112. NSAID 使用过程中,需要监测肾功能的情况有

A. NSAID 类药与利尿剂合用

B. 老年患者合用 NSAID 类药与血管紧张素Ⅱ受体阻滞剂

C. NSAID 类药与环孢素合用

D. 脱水患者合用 NSAID 类药与血管紧张素Ⅱ受体阻滞剂

E. NSAID 类药与锂盐合用

113. 为了提高哮喘治疗效果,减少药物的不良反应,常常需要联合数种不同类型的平喘药。但是并非所有的联合用药都是合理的、对患者有益的。不正确的联合用药不仅不能提高平喘疗效,反可增加药物的毒性。以下联合用药适宜的有

A. β_2受体激动剂与黄嘌呤类药物联合

B. M 胆碱受体阻滞剂与 β_2受体激动剂和/或黄嘌呤类药物联合

C. H_1受体阻滞剂与 β_2受体激动剂联用

D. 肾上腺皮质激素与支气管舒张剂(β_2受体激动剂、黄嘌呤类药物)联用

E. 肾上腺皮质激素与 M 胆碱受体阻滞剂联用

114. 下列痤疮治疗药物中,应用前须排除妊娠的有

A. 过氧苯甲酰

B. 维 A 酸

C. 壬二酸

D. 异维 A 酸

E. 阿达帕林

115. 严重痤疮治疗时,以下合用正确的有

A. 过氧苯甲酰与抗生素合用

B. 过氧苯甲酰与维 A 酸制剂合用

C. 过氧苯甲酰与硫黄－水杨酸制剂合用

D. 阿达帕林与乙醇合用

E. 阿达帕林与水杨酸制剂合用

116. 应用“多糖铁复合物胶囊”治疗缺铁性贫血,服药的注意事项包括

A. 可在餐时或餐后服用

B. 可用牛奶或咖啡送服

C. 不应与浓茶同服

D. 铁剂可能会引起粪便颜色变黑

E. 与维生素 C 同服可增加铁剂的吸收

117. 生长抑素可用于

A. 严重急性食管静脉曲张出血

B. 严重急性胃或十二指肠溃疡出血

C. 胰腺外科术后并发症的预防和治疗

D. 胰、胆和肠瘘的辅助治疗

E. 糖尿病酮症酸中毒的辅助治疗

118. 关于硝酸酯类药物合理使用的说法,正确的有

A. 单硝酸异山梨酯口服吸收完全,无肝脏首过效应

B. 硝酸异山梨酯主要的药理作用源于其活性代谢产物 5－单硝酸异山梨酯

C. 为减缓耐药性的发生,应采用偏心给药方法,即每天有 8～12 小时无药期

D. 禁止与 5 型磷酸二酯酶抑制剂合用

E. 硝酸甘油舌下给药是治疗心绞痛急性发作的首选措施

119. 主要经非肾途径清除,即使患者存在严重肾功能衰竭,也不需要调整剂量的青霉素类药有

A. 萘夫西林

B. 氨苄西林

C. 哌拉西林

D. 苯唑西林

E. 双氯西林

120. 以下可发生“双硫仑样”反应的药物有

A. 头孢美唑

B. 头孢替坦

C. 头孢米诺

D. 拉氧头孢

E. 氟氧头孢

试卷标识码:

执业药师资格考试

药学专业知识（二）

押题秘卷（三）

考生姓名：________________

准考证号：________________

工作单位：________________

一、最佳选择题

答题说明

共40题,每题1分。每题的备选项中,只有1个最符合题意。

1. 患者,女,32岁。有高血压、高血脂、糖尿病和抑郁症,服用多种药物。今日来到药房咨询,主诉最近服用下列药品后体重有所增加,请药师确认可能增加体重的药品是

A. 二甲双胍
B. 辛伐他汀
C. 米氮平
D. 阿司匹林
E. 硝酸甘油

2. 仅用于治疗失眠的药物是

A. 地西泮
B. 佐匹克隆
C. 卡马西平
D. 氟西汀
E. 吗啡

3. 以下药物相互作用叙述错误的是

A. 水合氯醛与阿米替林合用可增加心脏毒性
B. 水合氯醛与乙醇合用可使镇静作用增强
C. 氟伏沙明会明显升高雷美替胺的血清浓度
D. 环丙沙星可能增加雷美替胺毒性风险
E. 利福平可能增强雷美替胺的疗效

4. 不推荐作为首发精神分裂症患者一线治疗选择的药物是

A. 阿立哌唑
B. 奥氮平
C. 喹硫平
D. 帕利哌酮
E. 氯氮平

5. 患者,女,13岁。有哮喘病史,半年前月经初潮,周期28天,经期持续4~5天,月经前两天腹痛明显,影响正常学习和活动,诊断为原发性痛经,适宜该患者使用的缓解痛经的药物是

A. 布洛芬片
B. 塞来昔布胶囊
C. 对乙酰氨基酚片
D. 吲哚美辛栓
E. 尼美舒利片

6. 12岁以下儿童禁用的非甾体抗炎药是

A. 尼美舒利
B. 阿司匹林
C. 双氯芬酸
D. 塞来昔布
E. 美洛昔康

7. 兼有中枢性和外周性两种镇咳作用的镇咳药是

A. 右美沙芬
B. 左丙氧芬
C. 福尔可定
D. 可待因
E. 苯丙哌林

8. 根据药理作用机制,羧甲司坦属于哪种祛痰药

A. 恶心性祛痰药
B. 刺激性祛痰药
C. 黏痰溶解剂
D. 黏液稀释剂
E. 中枢性镇咳药

9. 长期大量使用,可能对肝、肾功能及中枢神经系统造成损害,诱发癫痫的局部应用杀灭疥虫药是

A. 克罗米通
B. 苯甲酸甲酯
C. 林旦乳膏
D. 硫黄软膏
E. 红霉素软膏

10. 解救有机磷中毒过程中,如阿托品应用过量,应立刻给予

A. 毛果芸香碱
B. 东莨菪碱
C. 麻黄碱
D. 山莨菪碱
E. 茶碱

11. 以下药物中,属于眼科治疗青光眼局部使用的碳酸酐酶抑制剂的是

A. 布林佐胺
B. 醋甲唑胺
C. 溴莫尼定

D. 安普乐定
E. 美替洛尔

12. 以下使用雌激素类药物的方法错误的是
A. 男性患者采用周期性治疗,即用药3周后停药1周
B. 女性子宫切除后患者采用周期性治疗,即用药3周后停药1周
C. 有子宫的女性在周期的最后5~7日加用孕激素
D. 应用最低有效量,时间尽可能缩短,以减少可能发生的不良反应
E. 长期或大量使用雌激素者,当停药或减量时须逐步减量

13. 为保证氨基酸的充分及安全利用,以下措施错误的是
A. 静脉使用谷氨酰胺时将其制成二肽即丙氨酰谷氨酰胺单独添加
B. 给予足够的非蛋白热量
C. 氨基酸注射液需要现用现配
D. 大量应用氨基酸复方制剂时适量加入5%碳酸氢钠注射液
E. 保证一般患者的热氮比为150kcal∶1g氮

14. 用于抗肠虫的药物是
A. 青蒿素
B. 氯喹
C. 伯氨喹
D. 乙胺嘧啶
E. 阿苯达唑

15. 成人使用乙胺嘧啶用于疟疾的预防,服用的时间是
A. 应于进入疫区前1~2日开始服用,一般宜服至离开疫区后1~2日
B. 应于进入疫区前6~8日开始服用,一般宜服至离开疫区后6~8日
C. 应于进入疫区前1~2周开始服用,一般宜服至离开疫区后1~2周
D. 应于进入疫区前1~2周开始服用,一般宜服至离开疫区后6~8周
E. 应于进入疫区前6~8周开始服用,一般宜服至离开疫区后6~8周

16. 用于抗艾滋病病毒的药物是
A. 利巴韦林
B. 扎那米韦
C. 齐多夫定
D. 阿昔洛韦
E. 碘苷

17. 关于氢氯噻嗪临床应用的说法,错误的是
A. 与磺胺类药物存在交叉过敏反应
B. 老年患者服药后易发生低血压、电解质紊乱及肾功能损害
C. 服药期间应关注有无肌痉挛、耳鸣、听力障碍等症状
D. 对血糖和尿酸无影响,可长期服用
E. 服药期间应定期复查电解质水平

18. 氟尿嘧啶治疗期间,可以
A. 饮酒
B. 服用阿司匹林
C. 放疗
D. 鞘内注射给药
E. 腹腔内注射给药

19. 多柔比星用药后1~2日可出现
A. 红色尿
B. 橙色尿
C. 黄色尿
D. 绿色尿
E. 蓝色尿

20. 患者,女,36岁。近期经常上腹灼烧痛、反酸,疼痛多出现在上午10点及下午4点,有时夜间痛醒,进食后缓解,X线钡餐诊断为十二指肠溃疡。该患者宜使用的治疗药物是
A. 甲氧氯普胺
B. 多潘立酮
C. 奥美拉唑
D. 昂丹司琼
E. 莫沙必利

21. 关于枸橼酸铋钾用药注意事项的说法,错误的是
A. 妊娠期妇女、肾功能不全者禁用
B. 服药期间口中可能带有氨味并可使舌苔及大便灰黑色
C. 为了更好地保护胃黏膜,可与牛奶同服
D. 不能同时服用抗酸药
E. 不能同时服用抑酸药质子泵抑制剂

22. 关于氢氧化铝叙述正确的是

A. 减少胃酸分泌
B. 与胃液混合形成凝胶保护膜
C. 促进肠道磷酸盐的重吸收
D. 不易引起便秘
E. 抗酸作用较弱

23. 以下关于抗甲状腺药物的叙述,错误的是
A. 甲巯咪唑通过抑制甲状腺激素的合成来治疗甲状腺功能亢进症
B. 甲巯咪唑不能阻断甲状腺中和血液循环中已有的 T_4 和 T_3 的作用
C. 甲巯咪唑在体内逐渐水解,游离出卡比马唑而发挥作用
D. 卡比马唑作用开始较慢、维持时间较长
E. 大剂量的碘有抗甲状腺的作用,但服用时间过长可使甲亢病情加重

24. 一日1次固定时间给药的是
A. 门冬胰岛素
B. 赖脯胰岛素
C. 谷赖胰岛素
D. 甘精胰岛素
E. 短效胰岛素

25. 对既往发生心肌梗死或存在心血管疾病高危因素者,不宜选择格列本脲,这是因为格列本脲
A. 和胰岛B细胞的(SUR)1亲和力高
B. 和心肌、血管平滑肌细胞的 SUR2A 和 SUR2B 等受体有较高的亲和力
C. 降糖作用持续时间长
D. 半衰期长
E. 治疗所需剂量大

26. 以下患者对磺酰脲类药物的选用,错误的是
A. 对空腹血糖较高者宜选用长效的格列齐特和格列美脲
B. 餐后血糖升高者宜选用格列吡嗪、格列喹酮
C. 病程较长且空腹血糖较高者可选用格列本脲、格列美脲、格列齐特或上述药的控、缓释制剂
D. 对轻、中度肾功能不全者,宜选用格列齐特
E. 对既往发生心肌梗死或存在心血管疾病高危因素者,宜选格列美脲、格列吡嗪,不宜选择格列本脲

27. 以下关于磺酰脲类使用的叙述,错误的是
A. 格列齐特禁用于应用咪康唑治疗者
B. 短效磺酰脲类引发的低血糖事件高于较长效磺酰脲类
C. 常见口腔金属味,食欲减退或食欲增强,与食物同服可减少这些反应
D. 严重的肾或肝功能不全者、晚期尿毒症者禁用
E. 1型糖尿病、糖尿病低血糖昏迷、酮症酸中毒者禁用

28. 以下关于非磺酰脲类促胰岛素分泌药使用的叙述,错误的是
A. 瑞格列奈无肾脏功能不全者使用的禁忌,在体内无蓄积,适用于老年人和糖尿病肾病患者
B. 可以作为初始治疗,用于不能耐受二甲双胍或磺酰脲类药物,或存在使用这些药物的禁忌证患者,尤其是有低血糖风险的慢性肾脏病患者
C. 对磺酰脲类敏感性差或效果不佳者可换此类药物,也可与磺酰脲类联合应用
D. 常见不良反应是低血糖和体重增加
E. 可用于对磺酰脲类药物过敏的患者

29. 患者,女,55岁。2型糖尿病病史5年,心律失常病史2年,长期使用胺碘酮治疗。关于胺碘酮的不良反应说法错误的是
A. 可致肺毒性,早期一般表现为咳嗽,但病情发展时可出现发热和呼吸困难,表现为急性肺炎
B. 可致甲状腺功能减退,较为常见,发病隐匿
C. 可掩盖低血糖症状(如心悸、手抖)但低血糖的其他症状(如出汗)仍然存在
D. 可致甲状腺功能亢进,同时会加重心房颤动或出现快速室性心律失常
E. 可致光过敏反应,日光暴露部位皮肤呈蓝灰色,应避免日晒或使用防晒用品

30. 患者,女,58岁。血糖升高10年,口服二甲双胍治疗;高血压病史5年,未规律治疗。近期查体:血压158/95mmHg,尿常规示蛋白尿(+++),适宜该患者使用的降压药物是
A. 硝苯地平
B. 普萘洛尔

C. 甲基多巴
D. 依那普利
E. 特拉唑嗪

31. 索他洛尔最严重的不良反应是
A. 心动过缓
B. 呼吸困难
C. 头晕
D. 尖端扭转型室速
E. 疲劳

32. 关于 ARB 药物的叙述,错误的是
A. 除厄贝沙坦和替米沙坦外,其他药的口服生物利用度都较低
B. ARB 药物多在体内代谢后排出
C. 所有的 ARB 起效时间在 2 小时左右
D. 所有的 ARB 蛋白结合率大于 96%
E. 所有的 ARB 作用持续时间大于等于 24 小时

33. 卡托普利使用过程中,可降低的项目是
A. 蛋白尿
B. 中性粒细胞
C. 血钾
D. 血尿素氮
E. 血肌酐

34. 患者,男,67 岁。既往有癫痫病史。因感染性脑膜炎入院治疗,在脑脊液标本的病理学结果回报之前,可经验性选用的抗菌药物是
A. 米诺环素
B. 亚胺培南西司他丁
C. 头孢曲松
D. 卡泊芬净
E. 阿米卡星

35. 不属于浓度依赖性抗菌药物的是
A. 氨基糖苷类
B. 氟喹诺酮类
C. 硝基咪唑类
D. 多黏菌素
E. 林可霉素

36. 青霉素类用药后发生过敏性休克,属于
A. Ⅰ型变态反应
B. Ⅱ型变态反应
C. Ⅲ型变态反应
D. Ⅳ型变态反应
E. Ⅴ型变态反应

37. 患者,男,54 岁。以“咳嗽、不适、呼吸困难和喘息、咳痰逾 3 日”就诊,患者无基础疾病,近 1 周内未服用药物。对该患者的经验治疗应选择
A. 复方甲氧那明胶囊
B. 头孢克洛颗粒剂
C. 美托洛尔片
D. 阿奇霉素分散片
E. 布洛芬混悬剂

38. 碳青霉烯类抗菌药物的抗菌谱不包括
A. 产 β-内酰胺酶的流感嗜血杆菌
B. 铜绿假单胞菌
C. 厌氧菌
D. 革兰阳性菌
E. 耐甲氧西林葡萄球菌

39. 氨曲南的作用特点不包括
A. 低毒,与青霉素类及头孢菌素类无交叉过敏
B. 可用于治疗脑膜炎
C. 时间依赖性抗菌药物
D. 血浆半衰期较短
E. 几乎无抗生素后效应

40. 四环素类抗菌药物抗菌谱广,但无抗菌作用的是
A. 立克次体
B. 支原体
C. 铜绿假单胞菌
D. 衣原体
E. 螺旋体

二、配伍选择题

答题说明

共 60 题,每题 1 分。题目分为若干组,每组题目对应同一组备选项,备选项可重复选用,也可不选用。每题只有 1 个备选项最符合题意。

[41~42]
A. 马普替林
B. 度洛西汀
C. 帕罗西汀

D. 吗氯贝胺
E. 米氮平

41. 主要通过选择性抑制 5 - HT 再摄取而起到抗抑郁作用的药物是

42. 同时抑制 5 - HT 及去甲肾上腺素(NE)再摄取而起到抗抑郁作用的药物是

[43 ~ 45]
A. 地西泮
B. 佐匹克隆
C. 氯硝西泮
D. 氟西泮
E. 扎来普隆

43. 对入睡困难者首选的非苯二氮䓬类药物是

44. 对焦虑型、夜间醒来次数较多或早醒者可选用的苯二氮䓬类镇静催眠药是

45. 原发性失眠首选的镇静催眠药种类为

[46 ~ 47]
A. 治疗骨关节炎急性期和慢性期的症状和体征、急性痛风性关节炎、原发性痛经
B. 具有抗炎、镇痛、解热作用,适用于治疗风湿性关节炎、类风湿关节炎、骨关节炎、强直性脊椎炎和神经炎等
C. 用于普通感冒或流行性感冒引起的发热,也用于缓解轻至中度疼痛,如关节痛、偏头痛、牙痛、肌肉痛、神经痛、痛经
D. 可治疗关节炎,缓解疼痛和肿胀;软组织损伤和炎症;解热;其他,偏头痛、痛经、手术后痛、创伤后痛等
E. 用于各种急、慢性关节炎和软组织风湿所致的疼痛,创伤后、术后的疼痛,以及牙痛、头痛等

46. 依托考昔的适应证是

47. 对乙酰氨基酚的适应证是

[48 ~ 49]
A. 对乙酰氨基酚片
B. 芬太尼透皮贴剂
C. 羟考酮缓释片
D. 卡马西平片
E. 塞来昔布胶囊

48. 患者近期出现双手关节肿胀、疼痛,伴晨僵,诊断为类风湿关节炎,应选的药物是

49. 由带状疱疹所致的严重后遗神经痛,应选的药物是

[50 ~ 51]
A. 右美沙芬
B. 氯化铵
C. 可待因
D. 苯丙哌林
E. 羧甲司坦

50. 具有成瘾性的中枢性镇咳药是

51. 无耐受性和成瘾性,主要用于干咳的是

[52 ~ 54]
A. 十一酸睾酮
B. 西地那非
C. 特拉唑嗪
D. 坦洛新
E. 非那雄胺

52. 既可用于男性性功能减退,又可用于女性绝经后晚期乳腺癌治疗的药物是

53. 对磺胺类药物有严重过敏史的患者应避免使用的药物是

54. 大剂量用于治疗良性前列腺增生,而小剂量能促进头发生长,可用于雄激素源性脱发治疗的药物是

[55 ~ 56]
A. 立即停用,并应用氯化钠注射液作局部冲洗,局部给予氢化可的松、1% 利多卡因注射液注射,热敷或抬高患肢
B. 及时应用 5% 普鲁卡因注射液作局部封闭
C. 无须处理
D. 及时应用 5% 葡萄糖注射液冲洗
E. 及时应用生理盐水冲洗

55. 乳酸钠注射液遗漏于血管外时应

56. 若氯化钙静脉注射时药液漏出血管外应

[57 ~ 58]
A. 氟康唑
B. 氟胞嘧啶

C. 利巴韦林
D. 拉米夫定
E. 克拉霉素

57. 用于浅表真菌感染的药物是

58. 用于丙型肝炎的药物是

[59～60]
A. 碳酸氢钠
B. 抗组胺药
C. 糖皮质激素
D. 前列腺素
E. 氢氯噻嗪

59. 与呋塞米合用时耳毒性增加,易出现耳鸣、头晕、眩晕的是

60. 合用降低呋塞米的利尿作用,并增加电解质紊乱,尤其是低钾血症发生机会的药物是

[61～62]
A. 氯沙坦
B. 氢氯噻嗪
C. 阿米洛利
D. 特拉唑嗪
E. 地高辛

61. 长期服用可降低男性性功能,青壮年男性患者慎用的利尿剂是

62. 长期服用对男性性功能没有影响,适宜青壮年男性患者使用的利尿剂是

[63～65]
A. 丙磺舒
B. 呋塞米
C. 苯海拉明
D. 甲氨蝶呤
E. 氟尿嘧啶

63. 顺铂所致肾损害会延缓药物的排泄而导致肾毒性增加,该药物是

64. 与顺铂合用,致高尿酸血症的药物是

65. 可掩盖顺铂所致的耳鸣、眩晕等症状的药物是

[66～67]
A. 硫酸亚铁片
B. 叶酸片
C. 甲氨蝶呤片
D. 苯妥英钠注射液
E. 硫酸铁片

66. 缺铁性贫血患者应服用

67. 巨幼细胞贫血患者应服用

[68～70]
A. 奥美拉唑
B. 胶体果胶铋
C. 替普瑞酮
D. 复方碳酸钙
E. 法莫替丁

68. 老年患者长期大剂量使用可引起骨折的药物是

69. 服用后易出现呃逆、腹胀和嗳气,甚至引起反跳性胃酸分泌增加的药物是

70. 长期用药易发生低镁血症的药物是

[71～73]
A. 治疗初始,应进行全血细胞计数和肝功能检查,随后在前3个月内应每2周监测1次,之后的3个月每月监测1次,以后每3个月监测1次
B. 在治疗期间,应注意血细胞计数和尿检查。一般情况下,在治疗开始14日,就应该进行这些检查。此后,每用药4周,应进行相应检查
C. 每月检查肝脏功能
D. 每月检查血脂浓度
E. 用药时应定期进行下列检查以监测本药的毒性作用:外周血细胞计数、血小板计数、血红蛋白量、血浆白蛋白量、肝功能、24小时尿蛋白。此外,治疗中每3个月或6个月应检查一次尿常规

71. 使用柳氮磺吡啶需要监测的是

72. 使用美沙拉嗪需要监测的是

73. 使用硫普罗宁需要监测的是

[74～76]
A. 维生素D
B. 钙剂

C. 双膦酸盐类骨吸收抑制剂

D. 铁剂

E. 铝剂

74. 同用可抵消降钙素对高钙血症疗效的是

75. 鲑降钙素对骨质疏松症进行治疗期间,为防继发性甲状旁腺功能亢进需要补充的是

76. 与鲑降钙素合用,有可能急速降血钙,出现严重低钙血症的是

[77~78]

A. 2mg

B. 5mg

C. 8mg

D. 10mg

E. 50mg

77. 用于冠心病患者二级预防时,卡托普利的每次最高服用剂量是

78. 用于冠心病患者二级预防时,依那普利的每次最高服用剂量是

[79~81]

A. 胺碘酮

B. 呋塞米

C. 硫酸镁

D. 克拉霉素

E. 普罗帕酮

79. 因抑制 p-糖蛋白使地高辛浓度增加 70%~100% 的是

80. 可以引起低钾血症和低镁血症,增加洋地黄中毒危险的是

81. 因改变肠道内寄生菌群的生长,使迟缓真杆菌的转化作用受到抑制,导致地高辛的生物利用度和血药浓度增加的是

[82~83]

A. GPⅡb/Ⅲa 受体

B. COX-1

C. P2Y12

D. 磷酸二酯酶

E. COX-2

82. 阿司匹林的作用靶点是

83. 氯吡格雷的作用靶点是

[84~85]

A. 呋塞米

B. 乙酰唑胺

C. 氢氯噻嗪

D. 螺内酯

E. 氨苯蝶啶

84. 预防急性肾功能衰竭可选用

85. 治疗轻度尿崩症可选用

[86~87]

A. 替格瑞洛

B. 阿司匹林

C. 双嘧达莫

D. 替罗非班

E. 氯吡格雷

86. 属于血栓素 A_2(TXA_2)抑制剂的是

87. 属于吩噻并吡啶类二磷酸腺苷(ADP)P2Y12 受体阻滞剂的是

[88~90]

A. 叶酸

B. 烟酸

C. 维生素 B_6

D. 维生素 B_{12}

E. 维生素 C

88. 小剂量用于妊娠期妇女预防胎儿神经管畸形的是

89. 唯一一种需要内因子辅助吸收的维生素是

90. 叶酸用于巨幼细胞贫血治疗时,为改善神经症状,应同时并服

[91~93]

A. 一次口服疗法

B. 小剂量替代疗法

C. 小剂量长期静脉注射疗法

D. 一般剂量长期疗法

E. 大剂量冲击疗法

91. 用于严重中毒性感染及各种休克治疗的方法是

92. 用于结缔组织病、肾病综合征、顽固性支气管哮喘、中心视网膜炎、各种恶性淋巴瘤、淋巴细胞

白血病治疗的方法是

93. 用于原发性肾上腺皮质功能不全治疗的方法是

[94 ~ 96]

A. 乙胺丁醇

B. 吡嗪酰胺

C. 利福平

D. 链霉素

E. 异烟肼

94. 长期使用可引起听力减退、肾功能下降的抗结核药物是

95. 服药后尿液、唾液、汗液、痰液、泪液等排泄物均可显橘红色的药物是

96. 能进入含有结核杆菌的巨噬细胞中,渗入结核菌体,在菌体内的酰胺酶作用下脱去酰胺基,转化为吡嗪酸而发挥抗菌作用,且在酸性环境中作用更强的抗结核药物是

[97 ~ 98]

A. 血清半衰期短,在胸水、心包积液、腹水、滑膜液和尿液中可达到治疗浓度,胆汁浓度超过血清浓度(无胆道梗阻时),脑脊液中浓度低

B. 对致病菌的杀菌效应和临床疗效取决于 C_{max},而与作用时间关系不密切

C. 在胸水、心包积液、腹水、滑膜液和尿液中可达到治疗浓度,胆汁浓度超过血清浓度(无胆道梗阻时),脑脊液中浓度低(头孢呋辛除外)

D. 体内分布广泛,半衰期长,有引发癫痫发作的风险,尤其是肾功能不全患者未适当降低剂量时

E. 血浆半衰期长,体内分布广,组织穿透力强,在胸水、心包积液、腹水、滑膜液和尿液中可达到治疗浓度,胆汁浓度超过血清浓度(无胆道梗阻时),有一定量渗入脑脊液中

97. 第一代头孢菌素的作用特点是

98. 第二代头孢菌素的作用特点是

[99 ~ 100]

A. 口服抗菌药 3d

B. 口服抗菌药 10 ~ 14d

C. 静脉输入抗菌药,退热后继续给药 3d,然后改为口服,疗程不少于 2 周

D. 口服抗菌药 6 周

E. 口服抗菌药半年

99. 经验治疗尿路感染时:急性膀胱炎采用抗菌药物治疗,一般治疗方法和周期是

100. 经验治疗尿路感染时:严重肾盂肾炎全身中毒症状明显者采用抗菌药物治疗,一般治疗方法和周期是

三、综合分析选择题

答题说明

共 10 题,每题 1 分。题目分为若干组,每组题目基于同一个临床情景、病例、实例或者案例的背景信息逐题展开。每题的备选项中,只有 1 个最符合题意。

[101 ~ 102]

患者,女,57 岁。因支气管哮喘急性发作入院治疗,患者既往有慢性心力衰竭病史,心功能Ⅱ级。医师根据病情给予沙美特罗/氟替卡松 50/250 吸入治疗,多索茶碱静脉滴注治疗。

101. 关于使用多索茶碱的描述,错误的是

A. 多索茶碱个体差异较大,要视个体病情变化选择最佳剂量和用药方法

B. 可用 5% 葡萄糖注射液稀释

C. 血清浓度维持在 10 ~ 20μg/mL 有效且比较安全

D. 过量使用会出现严重心律不齐、阵发性痉挛,此症状为初期中毒表现,应立即停止用药,不可再使用

E. 可用生理盐水稀释

102. 应用茶碱应严密监测血药浓度,当茶碱血清浓度高于 40μg/mL 时才出现的不良反应是

A. 心搏骤停

B. 过敏

C. 心率加快

D. 胃肠道反应
E. 失眠

[103 ~ 106]

患者,男,66 岁。体检发现血糖高前来就诊,有磺胺药过敏史,体型肥胖。医师处方二甲双胍(0.5g,tid)控制血糖。

103. 二甲双胍片的适宜服用时间是
A. 餐前半小时
B. 随餐服用
C. 餐后半小时
D. 餐后 2 小时
E. 空腹服用

104. 该患者复诊发现糖耐量异常及餐后血糖升高,单药控制未达标,建议联合应用的降糖药是
A. 格列喹酮
B. 格列本脲
C. 胰岛素
D. 阿卡波糖
E. 罗格列酮

105. 联合应用时药师应告知患者该药物最常见的不良反应是
A. 胃胀、腹胀
B. 转氨酶升高
C. 腹泻
D. 肠梗阻
E. 便秘

106. 联合用药应注意监测的主要不良反应是
A. 光敏反应
B. 低血糖反应
C. 糖尿病酮症酸中毒
D. 急性胰腺炎
E. 尿路感染

[107 ~ 108]

患者,女,16 岁。近两日因排尿困难就医。经医生询问,患者有尿急、尿频、尿痛、排尿不适、下腹痛等症状,尿液比平时浑浊且有异味,医生测量体温为 37.4℃,确诊为尿路感染。

107. 引起该病最常见的致病菌是
A. 铜绿假单胞菌
B. 金黄色葡萄球菌
C. 大肠埃希菌
D. 白色念珠菌
E. 阴道毛滴虫

108. 治疗该病的常用药物不包括
A. 青霉素
B. 氨苄西林
C. 头孢噻肟
D. 复方磺胺甲噁唑
E. 左氧氟沙星

[109 ~ 110]

患者,女,27 岁。妊娠 20 周,出现发热,体温最高达 38.5℃。体格检查:肾区叩痛。经相关实验室检查,诊断为急性肾盂肾炎。

109. 该患者应静脉滴注抗菌药物治疗,可用半合成广谱青霉素或第三代头孢菌素,疗程为
A. 3 天
B. 5 天
C. 7 天
D. 10 天
E. 14 天

110. 该患者在治疗好转后又出现肾盂肾炎的症状,为判断是复发还是重新感染,多在停药后几周再发为依据
A. 3 周
B. 4 周
C. 5 周
D. 6 周
E. 7 周

四、多项选择题

答题说明

共10题,每题1分。每题的备选项中,有2个或2个以上符合题意,错选、少选均不得分。

111. 患者,女,45岁。因受精神打击后,心境低落,情绪消沉,自卑抑郁,甚至悲观厌世,诊断为抑郁症,下列哪些药物可用于抑郁症的治疗

A. 氯米帕明
B. 氟西汀
C. 帕罗西汀
D. 舍曲林
E. 丙米嗪

112. 急性哮喘发作必要的缓解症状类药物有

A. 速效吸入和短效口服 β_2受体激动剂
B. 福莫特罗与肾上腺皮质激素吸入剂复方制剂
C. 全身性糖皮质激素
D. 吸入型抗胆碱能药物
E. 白三烯调节剂

113. 儿童使用硫黄软膏的注意事项包括

A. 4岁以下者最好先用5%软膏
B. 涂药前先用肥皂洗净全身皮肤
C. 破损处可以涂药
D. 涂药后再用滑石粉薄撒一层
E. 疗程结束后彻底换洗衣被

114. 皮肤用糖皮质激素的禁忌包括

A. 皮肤溃疡部位
B. 皮肤萎缩部位
C. 有明显细菌感染的疾病
D. 有明显真菌感染的疾病
E. 有明显病毒感染的疾病

115. 应用广谱抗菌药物(头孢菌素类)后,体内可能缺乏的维生素有

A. 维生素A
B. 维生素B族
C. 维生素D
D. 维生素E
E. 维生素K

116. 用于非小细胞肺癌的酪氨酸激酶抑制剂有

A. 吉非替尼
B. 厄洛替尼
C. 伊马替尼
D. 贝伐珠单抗
E. 利妥昔单抗

117. PPI的典型不良反应包括

A. 可能会增加难辨梭状芽孢杆菌相关性腹泻风险
B. 可增加吸入性肺炎发生率
C. 高胃泌素血症
D. ^{13}C尿素呼气试验结果出现假阴性
E. 增加自发性细菌性腹膜炎发生风险

118. 肾上腺糖皮质激素类药物的共同药理作用包括

A. 抗炎作用
B. 免疫抑制作用
C. 抗毒素作用
D. 抗休克作用
E. 影响代谢

119. 青霉素类药的作用特点包括

A. 血浆半衰期较短
B. 几乎无抗生素后效应
C. 给药剂量的75%由肾脏排出
D. 当%T > MIC达到40% ~50%,可显示满意的杀菌效果
E. 青霉素给药方法一般为每隔6小时给药1次

120. 异烟肼的作用特点包括

A. 对繁殖期和静止期结核分枝杆菌均有强大杀灭作用
B. 活性受环境pH的影响
C. 仅对细胞内结核菌有杀灭作用
D. 结核菌对异烟肼易产生耐药性
E. 对结核分枝杆菌之外的细菌几乎无作用

试卷标识码:

执业药师资格考试

药学专业知识（二）

押题秘卷（四）

考生姓名：______________

准考证号：______________

工作单位：______________

一、最佳选择题

答题说明

共40题,每题1分。每题的备选项中,只有1个最符合题意。

1. **患者,男,45岁。因癌痛不能耐受,使用阿片类镇痛药。关于用药方法,以下叙述错误的是**
   A. 皮下或肌内注射时,患者应卧床休息一段时间
   B. 当休克患者血压偏低,外周毛细血管流通不畅时,可考虑皮下注射
   C. 硬膜外与蛛网膜下隙给药不得使用含防腐剂的制剂
   D. 门诊患者按需以选用本类药与对乙酰氨基酚等非甾体抗炎药组成的复方制剂为宜
   E. 哌替啶不适合用于癌性疼痛治疗
2. COX-1 **同工酶的功能不包括**
   A. 保护胃肠黏膜
   B. 调节血小板聚集
   C. 调节外周血管的阻力
   D. 调节肾血流量分布
   E. 催化生成前列腺素
3. **选择性** COX-2 **抑制剂引起心脑血管不良反应的机制是**
   A. 抑制前列腺素的生成,使血栓素升高,促进血栓形成
   B. 促进 TXA_2 的合成,促进血小板聚集
   C. 负性肌力作用,造成心衰
   D. 降低腺苷环化酶的活性,促进血小板聚集
   E. 促进血管紧张素Ⅱ受体的激活
4. **患者,男,25岁。因上呼吸道感染引起咳嗽,现使用右美沙芬缓解治疗。下列关于右美沙芬药理作用及临床评价的说法,正确的是**
   A. 通过阻断肺-胸膜的牵张感受器产生的肺迷走神经反射而起到镇咳作用
   B. 口服吸收缓慢,主要经肝脏代谢,作用时间长
   C. 镇咳作用弱于可待因
   D. 主要用于干咳,但左旋右美沙芬有镇痛作用
   E. 兼有外周和中枢性镇咳作用
5. **关于林旦使用的叙述,错误的是**
   A. 哺乳期妇女停药1日后可哺乳
   B. 密切接触者均应同时接受治疗
   C. 药品不应与碱性物质或铁器接触
   D. 洗去药物时水温不要过热,以免促进药物吸收
   E. 涂药前勿用热水和肥皂洗澡,以免增加吸收
6. **减鼻充血药通常用于缓解鼻塞症状,其所激动的受体是**
   A. α受体
   B. M受体
   C. N受体
   D. H_1受体
   E. β受体
7. **患者,男,30岁。因鼻部不适去医院检查,发现鼻黏膜充血性水肿,首选药物是**
   A. 去甲肾上腺素
   B. 异丙肾上腺素
   C. 肾上腺素
   D. 麻黄碱
   E. 多巴胺
8. **患儿,男,3岁。因高烧就医诊断为重症流感。医生对患儿进行治疗的同时建议与患儿有密切接触的家属预防服用奥司他韦。关于奥司他韦预防用药的说法正确的是**
   A. 应于密切接触流感患儿的2天以内预防服用,每日一次,每次75mg
   B. 应于密切接触流感患儿的2天以内预防服用,每日一次,每次150mg
   C. 应于密切接触流感患儿的2天以内预防服用,每日两次,每次75mg
   D. 应于密切接触流感患儿的3天以内预防服用,每日两次,每次150mg
   E. 应于密切接触流感患儿的3天以内预防服用,每日三次,每次50mg
9. **丙磺舒可以使阿昔洛韦在体内蓄积,这是因为**
   A. 促进阿昔洛韦的吸收
   B. 促进阿昔洛韦与脂肪组织的结合
   C. 抑制阿昔洛韦的代谢
   D. 促进阿昔洛韦的肝肠循环
   E. 抑制阿昔洛韦的肾小管主动排泄
10. **甘露醇不用于**
   A. 组织脱水
   B. 活动性脑出血患者
   C. 降低眼内压

D. 巴比妥类药物、锂、水杨酸盐和溴化物等过量解毒
E. 辅助性利尿措施治疗肾病综合征

11. 患者,男,60岁。近期出现夜间尿频、尿失禁等症状,来院治疗。诊断为良性前列腺增生,为尽快改善症状,应使用的药物是
A. 非那雄胺
B. 依立雄胺
C. 度他雄胺
D. 美托拉宗
E. 赛洛多辛

12. 患者,男,40岁。因恶性淋巴瘤入院,使用环磷酰胺治疗,为预防大剂量环磷酰胺引起的膀胱毒性,在充分水化、利尿的同时还应给予的药物是
A. 美司钠
B. 二甲双胍
C. 氯化钾
D. 螺内酯
E. 碳酸氢钠

13. 在体内可与含羟基或羧基的毒物结合,形成低毒或无毒结合物排出体外,起到解毒和保护肝脏的作用,用于急、慢性肝炎治疗的药物是
A. 硫普罗宁
B. 腺苷蛋氨酸
C. 葡醛内酯
D. 异甘草酸镁
E. 门冬氨酸钾镁

14. 患者,男,36岁。近期多次出现餐后反酸、烧心、胸痛症状,夜间加重。此患者初始治疗应该首选何种药物
A. 质子泵抑制剂
B. 解痉药
C. 胃黏膜保护剂
D. 促胃动力药
E. 钙通道阻滞剂

15. 长期大量应用双嘧达莫治疗缺血性心脏病时可能导致患者缺血加重甚至病情恶化,可能的原因是
A. 冠状动脉窃血
B. 双嘧达莫抵抗
C. 抗血小板药物继发失效
D. 治疗反应变异
E. 血小板高反应性

16. 患者,男,40岁。心肌梗死患者,为预防心肌梗死后血栓栓塞并发症,服用华法林抗凝,可能会降低华法林抗凝作用的是
A. 吲哚美辛
B. 阿司匹林
C. 环孢素
D. 头孢氨苄
E. 辛伐他汀

17. 肝素的作用不包括
A. 能预防血栓发生
B. 裂解已有的血凝块
C. 防止纤维蛋白原转化为纤维蛋白
D. 刺激脂蛋白脂肪酶的释放
E. 抑制导致血液凝结和血纤维蛋白凝块形成的反应

18. 肝素最常见的不良反应是
A. 出血
B. 血小板减少症
C. 骨质疏松
D. 胃肠道反应
E. 高血压

19. 具有抗血小板作用,且作用是可逆的药物是
A. 替格瑞洛
B. 阿司匹林
C. 利伐沙班
D. 噻氯匹定
E. 氯吡格雷

20. 患者,女,29岁。体重45kg,1年前接受了心脏瓣膜置换术,术后一直服用华法林,每天3mg,本次就诊主诉"腹部皮下片状瘀斑",测INR值为3.5,适宜的处理方案是
A. 维持原剂量给药
B. 停用华法林,换用低分子肝素
C. 停用华法林,换用达比加群酯
D. 华法林适当减量,3日后复测INR
E. 暂停抗凝治疗

21. 以下关于氯吡格雷使用的描述,错误的是
A. 如果漏服,在常规服药时间的12小时内漏服,应立即补服一次标准剂量,并按照常规服药时间服用下一次剂量
B. 超过常规服药时间的12小时后漏服,应在下次常规服药时间服用加倍剂量
C. 需要进行择期手术的患者,如抗血小板治疗并非必须,则应在术前停用氯吡格雷7日以上

D. 发现氯吡格雷抗血小板作用不足者可检测 CYP2C19 基因型

E. 不推荐与奥美拉唑联用

22. 右旋糖酐铁的主要不良反应为过敏反应，为了应对这一不良反应，不正确的是

A. 在给予患者初次剂量前先给予少量，如 60 分钟后无不良反应发生，再给予剩余量

B. 静脉滴注时，100～200mg 右旋糖酐铁用 0.9% 氯化钠溶液或 5% 葡萄糖溶液稀释至 100mL。给予首次剂量时，应先缓慢滴注 25mg 至少 15 分钟，如无不良反应发生，可将剩余剂量在 30 分钟内滴注完毕

C. 静脉注射时，将相当于 100～200mg 铁(2～4mL)的右旋糖酐铁用 0.9% 氯化钠溶液或 5% 葡萄糖溶液 10～20mL 稀释后缓慢静脉推注，同样在初次给药时先缓慢推注 25mg(1～2 分钟)，如无不良反应发生，再给予剩余的剂量(0.2mL/min)

D. 总补铁剂量大至 20mg/kg 的右旋糖酐铁也可采用一次性滴注给药的方法。此法应将所给剂量稀释至 0.9% NaCl 或 5% 葡萄糖溶液 250～1000mL 中，并静脉滴注 0.5～1 小时

E. 缓慢静脉注射可降低急性严重反应，过敏反应一般出现在给予试验剂量时间内

23. 患者，男，35 岁。髋关节置换术后，为预防静脉血栓形成服用利伐沙班。其药理作用是

A. 阻止了Ⅹ因子对凝血酶原的作用

B. 抑制游离凝血酶

C. 抑制血小板聚集

D. 抑制已与纤维蛋白结合的凝血酶

E. 不可逆地与Ⅹ结合

24. 关于外用糖皮质激素类药物的说法错误的是

A. 外用糖皮质激素具有抗炎、抗过敏等作用

B. 治疗全身性或严重过敏疾病时，不宜合用口服抗过敏药

C. 外用糖皮质激素可增加感染风险

D. 外用糖皮质激素不应长期大面积应用

E. 儿童可以使用外用糖皮质激素

25. 瑞格列奈可用于治疗

A. 高血压

B. 高脂血症

C. 1 型糖尿病(胰岛素依赖性糖尿病)

D. 2 型糖尿病(非胰岛素依赖性糖尿病)

E. 甲状腺功能亢进症

26. 生长抑素的药理作用不包括

A. 抑制生长激素的分泌

B. 抑制甲状腺刺激激素的分泌

C. 抑制胰岛素的分泌

D. 抑制胰高血糖素的分泌

E. 促进胃酸的分泌

27. 有关促皮质素的药物相互作用，正确的是

A. ACTH 静脉点滴时遇碱性溶液配伍可发生浑浊、失效

B. ACTH 与排钾利尿剂合用会减轻失钾

C. 长期使用时，与水杨酸类药物合用可减轻消化道溃疡风险

D. 糖尿病患者使用 ACTH 时需减少降血糖药用量

E. ACTH 可使口服抗凝药的作用增强

28. 患者，男，60 岁。因治疗夜间遗尿症服用醋酸去氨加压素，下列有关使用该药物说法不正确的是

A. 初始适宜剂量为睡前服用 0.2mg，如疗效不显著可增至 0.4mg

B. 连续使用 3 个月后停用此药至少 1 周，以便评估是否需要继续治疗

C. 治疗期间无须限制饮水

D. 用药期间需要监测患者的尿量、尿渗透压和血浆渗透压

E. 有肾脏疾病的患儿不适合服用

29. 甲状腺激素包括甲状腺素(四碘甲状腺原氨酸，T_4)和碘甲腺氨酸(三碘甲状腺原氨酸，T_3)，二者发挥生理作用的情况是

A. T_3要转变为 T_4才能发挥作用

B. T_4要转变为 T_3才能发挥作用

C. T_3和 T_4均可直接发挥作用

D. T_3和 T_4均需转变后发挥作用

E. T_4的生物活性较 T_3强 3～5 倍，其游离型为 T_4的 10 倍

30. 以下人群使用左甲状腺素的方法错误的是

A. 心功能不全者及严重黏液性水肿患者不必要求达到完全替代剂量

B. 妊娠期、哺乳期妇女禁用

C. 超过 60 岁者甲状腺激素替代需要量比年轻人约低 25%

D. 伴有肾上腺皮质功能不全者应先用皮质类固醇

E. 起效较慢，几周后才能达到最高疗效，停药

后药物作用仍能存在几周

31. 患者,男,30 岁。慢性心力衰竭患者,服用强心苷类药物。有关强心苷类中毒的症状不包括

A. 心律失常

B. 嗜睡

C. 红 - 绿、蓝 - 黄辨认异常

D. 心肌强力收缩

E. 房室传导阻滞

32. 强心苷类药可用于

A. 合并心室率快的心房颤动者

B. 预激综合征伴心房颤动或扑动者

C. 室性心动过速者

D. 心室颤动者

E. 急性心肌梗死后患者

33. β - 内酰胺酶抑制剂的抑酶活性由强到弱的顺序是

A. 他唑巴坦 > 克拉维酸 > 舒巴坦

B. 舒巴坦 > 克拉维酸 > 他唑巴坦

C. 他唑巴坦 > 舒巴坦 > 克拉维酸

D. 舒巴坦 > 他唑巴坦 > 克拉维酸

E. 克拉维酸 > 舒巴坦 > 他唑巴坦

34. 患者,男,30 岁。因立克次体感染入院,现使用四环素治疗。下列关于四环素的不良反应,叙述错误的是

A. 空腹口服引起胃肠道反应

B. 不引起过敏反应

C. 可导致婴幼儿乳牙釉质发育不全,牙齿发黄

D. 可引起二重感染

E. 长期大量口服或静脉给予大剂量,可造成严重肝脏损害

35. 患者,男,20 岁。因钩端螺旋体病入院,首选青霉素治疗。关于青霉素过敏的叙述,错误的是

A. 对一种青霉素类过敏者可能对其他青霉素类过敏

B. 对一种青霉素类过敏者可能对青霉胺或头孢菌素类过敏

C. 用青霉素类前必须详细询问用药史,是否有青霉素类、头孢菌素类或其他 β - 内酰胺类抗生素过敏史,或过敏性疾病史,有无易为患者所忽略的过敏反应症状

D. 青霉素类抗生素静脉和口服给药,用药前均需做青霉素皮肤敏感性试验,阳性反应者禁用

E. 青霉素皮肤敏感性试验阴性者不会出现过敏反应

36. 关于头孢菌素使用的叙述,错误的是

A. 头孢呋辛可导致高铁氰化物法血糖试验呈假阴性,硫酸铜法尿糖试验呈假阳性

B. 头孢克洛常见排软便、腹泻等胃肠道反应,血清病样反应较其他口服抗生素多见

C. 服用相同剂量头孢克肟混悬液与片剂后血药浓度以前者为高

D. 头孢噻肟可引起中性粒细胞减少及罕见的中性粒细胞缺乏症,快速静脉注射(< 60 秒)可能引起致命性心律失常

E. 为减轻过敏反应,头孢曲松静脉给药时常与含钙的药品同时进行

37. 美罗培南成人一日最大剂量不得超过

A. 3g

B. 4g

C. 5g

D. 6g

E. 7g

38. 多黏菌素的抗菌作用机制不包括

A. 致细胞膜通透性增加

B. 使细胞内外膜之间的成分交叉引起渗透不平衡,导致细菌膨胀溶解

C. 氧化应激反应导致羟自由基的积累,破坏细菌的 DNA

D. 阻碍细菌蛋白质合成

E. 中和内毒素

39. 患者,男,35 岁。咳嗽、咳痰 3 周以上,伴有咯血、胸痛、呼吸困难等症状。诊断为结核,目前抗结核药物中具有最强杀菌作用的合成抗菌药是

A. 异烟肼

B. 利福平

C. 吡嗪酰胺

D. 乙胺丁醇

E. 氟喹诺酮类

40. 吡嗪酰胺最常见的不良反应是

A. 肾脏损害

B. 肝脏损害

C. 痛风样关节炎

D. 肺部损害

E. 神经系统损害

二、配伍选择题

答题说明

共60题,每题1分。题目分为若干组,每组题目对应同一组备选项,备选项可重复选用,也可不选用。每题只有1个备选项最符合题意。

[41~43]
A. 吡拉西坦
B. 茴拉西坦
C. 多奈哌齐
D. 石杉碱甲
E. 银杏叶提取物

41. 禁止与抗血小板药物或抗凝血药合用的脑功能改善及抗记忆障碍药是

42. 癫痫患者禁用的脑功能改善及抗记忆障碍药是

43. 亨廷顿病患者禁用的脑功能改善及抗记忆障碍药是

[44~46]
A. 丙戊酸钠
B. 吗氯贝胺
C. 苯巴比妥
D. 氯硝西泮
E. 卡马西平

44. 在3岁以下儿童使用发生肝功能损害的危险较大,且可蓄积在发育的骨骼内的抗癫痫药是

45. 可用于治疗癫痫、躁狂症和神经源性尿崩症的药物是

46. 与吗啡合用可发生严重的甚至致死的不良反应,包括躁狂、多汗、僵直、呼吸抑制、昏迷、惊厥和高热的药物是

[47~49]
A. 心肌梗死
B. 胃溃疡
C. 电解质紊乱
D. 出血加重
E. 肝损伤

47. 因NSAID作用于肾脏的两种COX而出现的不良反应是

48. 因NSAID抑制胃肠道COX-1引起的不良反应是

49. 因选择性COX-2抑制剂引起血栓素升高而导致的不良反应是

[50~52]
A. M胆碱受体阻滞剂
B. 黄嘌呤类药物
C. 白三烯调节剂
D. β_2肾上腺素受体激动剂
E. 过敏介质阻释剂

50. 特布他林属于

51. 异丙托溴铵属于

52. 茶碱属于

[53~54]
A. 沙丁胺醇
B. 福莫特罗
C. 沙美特罗
D. 丙卡特罗
E. 异丙托溴铵

53. 平喘作用维持4~6小时,是缓解轻、中度急性哮喘症状的首选药的是

54. 可作为气道痉挛的应急缓解药物的长效β_2受体激动剂是

[55~56]
A. 与维A酸细胞核受体有较高亲和力
B. 能抑制皮肤角质形成细胞的过度增生和诱导其分化,从而使银屑病表皮细胞的增生和分化得到纠正
C. 通过角蛋白表达正常化,促进角朊细胞末端分化
D. 可抑制表皮细胞的有丝分裂,使皮肤增生速率恢复正常
E. 抑制细胞代谢酶代谢,使酶失去活性,降低增生表皮的有丝分裂,使表皮细胞增殖恢复正常

55. 卡泊三醇治疗银屑病的作用机制是

56. 地蒽酚治疗银屑病的作用机制是

[57~58]
A. 腹痛
B. 神经毒性

C. 皮炎
D. 性功能减退
E. 便秘

57. 枸橼酸铋钾所致的主要不良反应是
58. 米索前列醇所致的主要不良反应是

[59~60]
A. 维生素 B_1
B. 维生素 B_2
C. 维生素 B_6
D. 维生素 C
E. 烟酸

59. 在红细胞内转化为磷酸吡哆醛的维生素是
60. 在人体内以黄素单核苷酸和黄素腺嘌呤二核苷酸形式存在,为氧化还原酶的辅酶,该维生素是

[61~62]
A. 磺胺多辛
B. 乙胺嘧啶
C. 双氢青蒿素
D. 奎宁
E. 伯氨喹

61. 干扰 DNA 的合成,能抑制线粒体的氧化作用,使疟原虫摄氧量显著减少的药物是
62. 二氢叶酸还原酶的抑制剂是

[63~64]
A. 顺铂
B. 吉非替尼
C. 奥沙利铂
D. 氟尿嘧啶
E. 卡铂

63. 属于高致吐风险的抗肿瘤药物是
64. 典型不良反应为皮肤毒性,属于酪氨酸激酶抑制剂的药物是

[65~66]
A. 氟康唑
B. 别嘌醇
C. 西咪替丁
D. 丙烯醛
E. 尿激酶

65. 对环磷酰胺的代谢、活性和毒性均有影响的肝药酶诱导剂是
66. 噻替派可增加血尿酸水平,为控制高尿酸血症可给予

[67~68]
A. 曲妥珠单抗
B. 利妥昔单抗
C. 贝伐珠单抗
D. 帕博利珠单抗
E. 西妥昔单抗

67. 具有心脏毒性,治疗期间每 3 个月进行一次心脏评估,且在治疗后每 6 个月重复一次,直至停止治疗后 24 个月的靶向药是
68. 能再激活乙型肝炎,禁用于活动性乙肝患者的靶向药是

[69~71]
A. 4mg
B. 8mg
C. 16mg
D. 24mg
E. 32mg

69. 昂丹司琼用于预防成年人高致吐性化疗引起的恶心呕吐时,最大起始剂量是
70. 昂丹司琼用于预防儿童和青少年(6 个月至 17 岁)化疗和放疗引起的恶心呕吐时,可进行静脉注射,但剂量不得超过
71. 中度和重度肝功能损害患者昂丹司琼清除能力显著下降,每日剂量不应超过

[72~73]
A. 维生素 K
B. 比伐卢定
C. 利伐沙班
D. 磺达肝癸
E. 达比加群

72. 可逆转华法林中毒的药物是
73. 抑制因子 Xa 的效应是通过 AT-Ⅲ介导的药物是

[74~76]
A. 维生素 K_1
B. 凝血因子Ⅸ
C. 凝血因子Ⅷ
D. 凝血因子Ⅱ

E. 凝血因子X

74. 血友病A缺乏
75. 血友病B缺乏
76. 为预防新生儿出血症,临床会在婴儿出生时常规给予

[77~78]

A. 艾塞那肽
B. 利拉鲁肽
C. 西格列汀
D. 罗格列酮
E. 瑞格列奈

77. 起效缓慢,可增加心力衰竭和女性骨折风险的口服抗糖尿病药物是
78. 在体内不易蓄积,适用于老年和肾功能不全患者的胰岛素促泌剂类降糖药是

[79~81]

A. 生长迟滞
B. Cushing综合征体型
C. 青光眼
D. 胰腺炎
E. 糖尿病

79. 属于糖皮质激素早期治疗常见的不良反应是
80. 属于持续大剂量应用糖皮质激素引起的不良反应是
81. 属于糖皮质激素治疗隐匿的或延迟的不良反应与并发症的是

[82~84]

A. 普萘洛尔
B. 阿替洛尔
C. 比索洛尔
D. 美托洛尔
E. 卡维地洛

82. 属于水溶性β受体阻滞剂的是
83. 属于水脂双溶性β受体阻滞剂的是
84. 具有周围血管扩张作用的是

[85~86]

A. 肾上腺素
B. 硝苯地平
C. 呋塞米
D. 螺内酯
E. 氢氯噻嗪

85. 与卡托普利合用可加重高钾血症的是
86. 卡托普利使用过程中若出现血管神经性水肿应停用,并迅速皮下注射

[87~88]

A. 地高辛
B. 洋地黄毒苷
C. 毛花苷丙(西地兰C)
D. 去乙酰毛花苷(西地兰D)
E. 毒毛花苷K

87. 毛花苷丙经弱碱水解去甲酰化的产物是
88. 去乙酰毛花苷在体内失去葡萄糖基和乙酸转化为

[89~90]

A. 心律失常
B. 血管神经性水肿
C. 痛风
D. 哮喘
E. 出血

89. 强心苷类药物的不良反应是
90. ACEI的不良反应是

[91~92]

A. 链霉素
B. 庆大霉素
C. 阿米卡星
D. 妥布霉素
E. 奈替米星

91. 肾毒性最大、最常见,肾功能不良者宜减量使用的药物是
92. 对多种氨基苷类钝化酶稳定,耳、肾毒性又低的药物是

[93~94]

A. 磺胺甲噁唑(SMZ)
B. 替硝唑
C. 甲氧苄啶(TMP)
D. 莫西沙星
E. 呋喃妥因

93. 可被细菌的黄素蛋白还原,其产生的活性产物可抑制乙酰辅酶A等多种酶,从而改变细菌的核糖体蛋白及其他大分子蛋白,导致细菌代谢

紊乱并损伤其 DNA 的是

94. 被还原后的代谢物可抑制细菌的 DNA 代谢过程,促使细菌死亡,并可抑制阿米巴原虫的氧化还原反应,使原虫的氮链发生断裂的是

[95~96]

A. 复方磺胺甲噁唑片

B. 莫西沙星片

C. 阿莫西林胶囊

D. 阿奇霉素片

E. 米诺环素片

95. 患者,女,72 岁。有青霉素过敏史,主诉尿痛、尿频。尿常规检查示大量白细胞,尿细菌数大于 105cfu/mL。诊断为急性膀胱炎。应选用的药物是

96. 患者,女,27 岁。孕 32 周,因尿急、尿痛就诊。诊断为尿路感染。应选用的药物是

[97~98]

A. 两性霉素 B

B. 氟胞嘧啶

C. 伊曲康唑

D. 万古霉素

E. 卡泊芬净

97. 抑制真菌中由细胞色素 P450 介导的 14α-甾醇去甲基化,从而抑制真菌细胞膜主要固醇类——麦角固醇的生物合成,损伤真菌细胞膜并改变其通透性,以致细胞内重要物质摄取受影响或流失而使真菌死亡的是

98. 通过与敏感真菌细胞膜上的甾醇(主要为麦角固醇)相结合,引起细胞膜的通透性改变,导致细胞内重要物质如钾离子、核苷酸和氨基酸等外漏,从而破坏细胞的正常代谢,抑制其生长的是

[99~100]

A. 红霉素

B. 阿奇霉素

C. 罗红霉素

D. 克拉霉素

E. 交沙霉素

99. 对肺炎支原体最强的药物是

100. 治疗军团菌首选

三、综合分析选择题

答题说明

共 10 题,每题 1 分。题目分为若干组,每组题目基于同一个临床情景、病例、实例或者案例的背景信息逐题展开。每题的备选项中,只有 1 个最符合题意。

[101~103]

患者,女,52 岁。因“闭经 1 年,潮热、情绪波动、严重失眠半年”就诊,临床诊断为“更年期综合征”。拟给予的药物治疗方案:戊酸雌二醇片,每日 1 次,每次 1mg;醋酸甲羟孕酮片,每日 1 次,每次 2mg。

101. 应用此方案前,需排除的用药禁忌证为

A. 骨质疏松症

B. 血栓性静脉炎

C. 泌尿系统感染

D. 血脂异常

E. 腰椎间盘突出症

102. 患者在治疗过程中,应立即停药的症状是

A. 突破性出血

B. 乳房触痛或增大

C. 白带增多

D. 体重增加

E. 糖耐量异常

103. 关于更年期综合征妇女使用激素替代治疗的说法,错误的是

A. 应在绝经后 6 年之内开始

B. 可以降低绝经后妇女心脑血管病发生风险

C. 绝经后使用雌激素可缓解更年期症状,但增加患糖尿病的风险

D. 激素替代疗法应结合患者情况个体化制定

E. 可以降低绝经后妇女骨质疏松症的发生风险

[104~106]

患者,女,39 岁。自述有胃病史 6 年,冬秋季节易复发,每次发作多于饭后 3 小时,出现上腹部隐痛,进食或服小苏打可缓解,有时夜间痛醒,常伴反

酸、烧心。近2周来又因过劳上腹痛加重,饥饿痛,恶心,呕吐当日食物、水,无胆汁及血液,但仍能进少量饮食,近3天上腹胀痛,呈持续性,进食加重,每日呕吐5~6次,呕吐物有酸酵味并伴不消化食物及隔日食物,周身乏力、消瘦来诊。诊断为消化性溃疡。

104. 以下因素中,导致消化性溃疡病的重要病因是

A. 胃窦部幽门螺杆菌感染
B. 胃酸损害胃和肠内的黏膜
C. 胃蛋白酶损害胃和肠内的黏膜
D. 胃炎所导致的 H^+ 反向弥散损伤胃黏膜
E. 十二指肠胃反流的内容物胆盐和溶血卵磷脂损伤胃黏膜

105. 抗消化性溃疡药米索前列醇禁用于妊娠妇女是由于

A. 子宫收缩作用
B. 致畸胎作用
C. 反射性盆腔充血
D. 胃肠道反应
E. 女性胎儿男性化

106. 通过抑制 H^+ 泵而减少胃酸分泌的药物是

A. 奥美拉唑
B. 米索前列醇
C. 西咪替丁
D. 哌仑西平
E. 氢氧化铝

[107~108]

患儿,男,出生5日。昨起拒食、反应差,今日皮肤明显黄染入院。体检:颈周、前胸多个小脓疱,心肺无异常,肝右肋下2.5cm,脾肋下1cm,诊断为新生儿败血症,给予头孢曲松治疗。

107. 药师认为该治疗方案不妥,原因是

A. 新生儿肾功能未发育完全,不宜使用头孢曲松
B. 新生儿肝功能未发育完全,不宜使用头孢曲松
C. 新生儿出现明显皮肤黄染时,不宜使用头孢曲松
D. 新生儿对头孢曲松不敏感
E. 新生儿易对头孢曲松过敏

108. 患者分泌物涂片、血培养找到革兰阳性球菌,应换用以下哪种抗菌药物

A. 头孢噻肟
B. 头孢他啶
C. 阿莫西林
D. 头孢唑林
E. 头孢哌酮

[109~110]

药师在急诊药房值班时,接听病房咨询电话,得知一新入院耐甲氧西林金黄色葡萄球菌肺部感染的7岁儿童患者,出现高热、肺纹理加重,患儿肾功能正常。欲静脉滴注万古霉素。

109. 关于万古霉素的儿童日剂量,正确的是

A. 5mg/kg
B. 15mg/kg
C. 40mg/kg
D. 60mg/kg
E. 80mg/kg

110. 患者可能发生与静脉滴注速度有关的不良反应是

A. 高血压危象
B. 血糖异常
C. 急性肝衰竭
D. 红人综合征
E. 出血

四、多项选择题

答题说明

共10题,每题1分。每题的备选项中,有2个或2个以上符合题意,错选、少选均不得分。

111. 下列抗癫痫药物中,属于肝药酶诱导剂的有

A. 奥卡西平
B. 苯妥英钠
C. 地西泮
D. 丙戊酸钠
E. 卡马西平

112. 慢作用抗风湿药(SAARD)包括

A. 甲氨蝶呤

B. 柳氮磺吡啶
C. 来氟米特
D. 羟氯喹
E. 双醋瑞因

113. 维A酸应用时需避免的情况有
A. 哺乳期
B. 妊娠期
C. 酒渣鼻患者
D. 皮肤皱褶部位
E. 光疗照射

114. 使用孕激素类药物,可出现的不良反应包括
A. 肠道反应,纳差较常见
B. 体重增加较常见
C. 长期应用可引起肝功能异常
D. 甲羟孕酮治疗肿瘤,剂量过大时可出现类库欣综合征
E. 孕激素依赖性肿瘤大小的增加

115. 膦甲酸钠静脉滴注时需要注意的事项为
A. 使用期间必须密切监测肾功能
B. 使用以前及使用期间患者应水化
C. 可采用弹丸式静脉推注方式给药
D. 可适当使用噻嗪类利尿药
E. 静脉输液(5%葡萄糖注射液或0.9%氯化钠注射液)量为25L/d

116. 使用铂类化合物治疗前后,治疗期间和每一疗程之前,应进行的检查包括
A. 肝功能
B. 肾功能
C. 全血计数
D. 血钙
E. 听神经功能

117. 以下属于钾离子竞争性酸抑制剂特点的有
A. 能够对质子泵产生可逆性抑制
B. 口服后起效迅速
C. 体内代谢慢,具有比PPI持久的胃酸分泌抑制作用
D. 沃诺拉赞主要由CYP2C19代谢
E. 沃诺拉赞对质子泵的抑制作用无须酸的激活

118. 华法林是临床常用的口服抗凝药物。关于华法林合理使用的说法,正确的有
A. 华法林对凝血因子充分抑制需要数天时间,因此起效缓慢
B. 华法林和肝素类似,体外也有抗凝活性
C. 为了加快华法林的起效,临床一般通过增加初始给药剂量的方法,加速已合成的凝血因子Ⅱ的清除
D. 华法林的抗凝作用能被维生素K_1所拮抗,因此在用药期间不应进食富含维生素K_1的绿色果蔬,如菠菜等
E. 华法林应用过量易致出血,对于严重的出血可以使用维生素K_1、新鲜血浆或凝血酶原复合物对抗治疗

119. 羟甲基戊二酰辅酶A还原酶抑制剂的作用包括
A. 减少心血管内皮过氧化,减少血管内皮炎症和内皮素生成
B. 稳定或缩小动脉粥样硬化的脂质斑块
C. 减少脑卒中和心血管事件
D. 抑制血小板聚集
E. 降低血清胰岛素,改善胰岛素抵抗

120. 氨基糖苷类的不良反应包括
A. 耳毒性
B. 肾毒性
C. 心肌抑制
D. 血压下降
E. 过敏反应

试卷标识码:

执业药师资格考试

药学专业知识（二）

押题秘卷（五）

考生姓名：________________

准考证号：________________

工作单位：________________

一、最佳选择题

答题说明

共40题,每题1分。每题的备选项中,只有1个最符合题意。

1. 关于唑吡坦作用特点的说法,错误的是

A. 唑吡坦属于γ-氨基丁酸A型受体激动剂

B. 唑吡坦具有镇静催眠和抗焦虑作用

C. 口服唑吡坦后消化道吸收迅速

D. 唑吡坦血浆蛋白结合率高

E. 唑吡坦经肝代谢、肾排泄

2. 下列药物可以与巴比妥类药物合用的是

A. 对乙酰氨基酚

B. 奎尼丁

C. 中枢神经抑制剂

D. 抗凝血药

E. 甲氧氟烷

3. 关于NSAID类药物所致不良反应的说法正确的是

A. NSAID类药物所致的胃肠道不良反应中以萎缩性胃炎最为常见

B. 非选择性NSAID类药物可导致胃及十二指肠溃疡和出血等风险

C. 选择性COX-2抑制剂导致胃及十二指肠溃疡和出血的风险高于非选择性

D. 非选择性NSAID类药物导致的心血管风险高于选择性COX-2抑制剂

E. 选择性COX-2抑制剂不易发生胃肠道及心血管方面的不良反应

4. 患者,男,45岁。痛风患者,有肾结石病史。以下药物禁用的是

A. 非布司他

B. 苯溴马隆

C. 秋水仙碱

D. 别嘌醇

E. 碳酸氢钠

5. 以下有关常用眼科抗感染及抗炎制剂的叙述,错误的是

A. 妥布霉素滴眼液可与眼膏合用,即白天使用滴眼液,晚上使用眼膏

B. 庆大霉素氟米龙滴眼液使用前先用力摇匀

C. 大剂量长期(超过3个月)使用氯霉素滴眼液可引起视神经炎或视神经乳头炎

D. 夫西地酸滴眼液用于急性细菌性结膜炎治疗需要持续到症状消除后2日

E. 重组人干扰素α2b滴眼液治疗时一般2周为一疗程

6. 使用毛果芸香碱滴眼液出现流涎、出汗、恶心、呕吐、腹泻等毒性反应,进行对抗治疗使用的药物是

A. 噻吗洛尔

B. 安普乐定

C. 阿托品

D. 曲伏噻吗

E. 卡波姆

7. 可以与磺胺多辛合用,增强抗疟作用的药物是

A. 乙胺嘧啶

B. 对氨基苯甲酸

C. 普鲁卡因

D. 苯佐卡因

E. 丁卡因

8. 关于乙胺嗪使用的叙述,错误的是

A. 在丝虫病流行区,可将乙胺嗪掺拌入食盐中制成药盐

B. 对儿童有蛔虫感染者可先服药治疗丝虫病

C. 重度罗阿丝虫感染者治疗后可发生脑病和视网膜出血

D. 活动性肺结核患者暂缓治疗

E. 严重心脏病、肝脏病、肾脏病患者暂缓治疗

9. 关于索磷布韦维帕他韦使用的叙述,错误的是

A. 用于初治和复治的非肝硬化及肝硬化患者,不需要联合使用利巴韦林

B. 肝功能不全患者需调整给药剂量

C. 轻度或中度肾功能损害患者无须调整剂量

D. 头痛、疲劳和恶心是在接受12周药物治疗的患者中报告的最常见不良事件

E. 开始治疗前对所有患者进行当前或既往乙型肝炎病毒(HBV)感染迹象检测

10. 对阿昔洛韦不敏感的病毒是

A. 单纯疱疹病毒

B. 带状疱疹病毒

C. 乙型肝炎病毒
D. 牛痘病毒
E. 生殖器疱疹病毒

11. 吉非替尼、厄洛替尼、阿法替尼、奥希替尼、克唑替尼均可能出现的严重不良反应是
A. 皮疹
B. 腹泻
C. 间质性肺炎
D. Q-T 间期延长
E. 出血

12. 患者,女,43 岁。左乳浸润性导管癌术后放、化疗 3 年后复发,左肺门、左锁骨上、左腋窝淋巴结转移,现采用卡培他滨 + 多西他赛行复发后第一周期化疗,化疗后第 2 日,患者出现重度恶心、呕吐,根据化疗药物致吐分级,宜选用的对症治疗药物是
A. 地塞米松
B. 甲氧氯普胺
C. 奥美拉唑
D. 昂丹司琼
E. 维生素 B_6

13. 关于质子泵抑制剂(PPI)药理作用与机制的说法,不正确的是
A. PPI 为前体药物
B. PPI 对质子泵的抑制作用是可逆的
C. PPI 在壁细胞微管中转换为活性形式
D. PPI 阻断了胃酸分泌的最后步骤
E. PPI 对基础胃酸分泌有很强的抑制作用

14. 患者,女,孕 8 周。诊断为"甲状腺功能减退症"给予左甲状腺素钠片治疗,对该患者的用药指导,错误的是
A. 孕期甲减可能对胎儿造成不良影响,服药期间应监测甲状腺功能
B. 服用左甲状腺素钠片期间如出现心悸、多汗或体重下降,应及时就诊
C. 左甲状腺素钠极少通过胎盘,治疗剂量下对胎儿无不良影响
D. 可与含大豆物质、高蛋白的食物合用,不需要有时间间隔
E. 左甲状腺素钠起效较慢,一般几周后才能达到最佳疗效

15. 关于甲状腺素制剂使用的描述,错误的是
A. 可能降低降糖药物的降血糖效应
B. 开始治疗时可能出现心动过速、心律不齐等,应该减少剂量或停药几日
C. 禁用于冠心病、动脉硬化、高血压患者
D. 含铝药物、含铁药物和碳酸钙降低左甲状腺素的作用
E. 应餐后口服甲状腺素制剂

16. 糖尿病患者低血糖时,可导致患者不适甚至有生命危险,也是血糖达标的主要障碍。为了预防低血糖事件的发生,应用胰岛素或促胰岛素分泌剂时,需要注意的事项不包括
A. 个体化给药,直接给予所需治疗剂量
B. 谨慎调整剂量
C. 患者应定时定量进餐
D. 有可能误餐时应提前做好准备
E. 运动前应增加额外的碳水化合物摄入

17. 磺酰脲类胰岛素促泌剂的作用特点不包括
A. 不同的磺酰脲类药物降低血糖作用基本等效
B. 降糖效应取决于生物效应,生物效应的持续时间比半衰期长
C. 可致体重减轻
D. 使用不当可致低血糖
E. 不同的磺酰脲类药物的吸收、代谢及有效剂量有所差异

18. 加强格列本脲降血糖作用的药物是
A. 水杨酸盐
B. 肾上腺皮质激素
C. 肾上腺素
D. 噻嗪类利尿剂
E. 甲状腺素

19. 既可降低空腹血糖,又可降低餐后血糖,降糖速度快,无须餐前 30 分钟服用,又称为"餐时血糖调节剂",以下药物属于此类的是
A. 西格列汀
B. 瑞格列奈
C. 格列美脲
D. 吡格列酮
E. 达格列净

20. 精蛋白生物合成人胰岛素(预混 30R)的组成为 70% 低精蛋白锌胰岛素和下列哪个组成

A. 30%门冬胰岛素

B. 30%短效胰岛素

C. 30%赖脯胰岛素

D. 30%谷赖胰岛素

E. 30%中效胰岛素

21. SGLT-2 抑制剂的常见不良反应是

A. 升高血压

B. 增加体重

C. 酮症酸中毒

D. 高血糖

E. 生殖泌尿道感染

22. 静脉给药方式使用维拉帕米需要注意的事项不包括

A. 必须在持续心电监测和血压监测下

B. 若静脉注射,应缓慢注射至少2分钟

C. 静脉注射一般起始剂量为5~10mg(或按体重0.075~0.15mg/kg)

D. 静脉滴注给药,每小时5~10mg,一日总量不超过50~100mg

E. 注射液不能用林格液或氯化钠注射液稀释

23. 以下关于 ARB 类药物的叙述,错误的是

A. 替米沙坦:肝脏轻、中度障碍患者血浆药物浓度明显增加,使用初始剂量宜小,每日用量不应超过40mg,重度肝损害或胆道阻塞性疾病患者应该避免使用

B. 氯沙坦钾:老年病人或肾损害患者、透析患者、肝损害患者不必调整起始剂量

C. 肾功能损伤的患者无须调整厄贝沙坦剂量,但是对血液透析患者初始剂量可考虑用75mg

D. 轻、中度肾损伤无须调整缬沙坦起始剂量,肌酐清除率小于30mL/min禁止使用,非胆管源性、无胆汁淤积的轻、中度肝损伤无须调整起始剂量

E. 奥美沙坦中度到明显的肝肾功能损害,无须调整剂量,但是可以考虑较低的起始剂量,在周密的监护下使用

24. 钙通道阻滞剂的药理作用不包括

A. 主要舒张静脉,对动脉影响较小

B. 松弛支气管平滑肌

C. 抗动脉粥样硬化作用

D. 抑制血小板活化

E. 对肾脏具有保护作用

25. 患者,男,15岁。因咳嗽、咳痰,发热3天入院,确诊为社区获得性肺炎,给予静滴青霉素钠10分钟后出现头昏、面色苍白、呼吸困难、血压下降等症状,对该患者首选的抢救药物是

A. 多巴胺

B. 去甲肾上腺素

C. 地塞米松

D. 肾上腺素

E. 氢化可的松

26. 患者,女,12岁。3天前开始发热,伴有咳嗽、咳痰,体温39.2℃,WBC 15.1×10^9/L,中性粒细胞百分比77%,诊断为社区获得性肺炎。该患儿不宜使用的药物是

A. 头孢克洛

B. 头孢呋辛

C. 左氧氟沙星

D. 阿莫西林

E. 阿奇霉素

27. 青霉素类、头孢菌素类、碳青霉烯类抗菌药物的作用部位是

A. 细菌细胞壁

B. 细菌细胞膜

C. 细菌细胞核

D. 细菌线粒体

E. 细菌溶酶体

28. 患者,女,45岁。既往有心律失常(Q-T间期延长)、低钾血症病史。近日因发热、咳嗽、咳痰就诊,诊断为社区获得性肺炎。该患者不宜选用的药物是

A. 克拉霉素

B. 头孢呋辛酯

C. 氨溴索

D. 阿莫西林

E. 对乙酰氨基酚

29. 碳青霉烯类抗菌药物的作用特点不包括

A. 时间依赖性抗菌药物

B. 有一定的抗生素后效应

C. 当%T>MIC达到40%~50%时,可显示满意的杀菌效果

D. 延长输注时间可增加药物疗效

E. 均可一天一次给药

30. 氨基糖苷类具有很强抗菌作用的是

A. 需氧的革兰阴性杆菌

B. 革兰阴性球菌

C. 多数革兰阳性菌(金黄色葡萄球菌除外)

D. 厌氧菌

E. 嗜麦芽窄食单胞菌

31. 关于庆大霉素使用的叙述,错误的是

A. 应定期检查尿常规、血尿素氮、血肌酐,注意患者听力变化或听力损害先兆

B. 可静脉快速推注或静脉滴注给药

C. 避免该药耳部滴用

D. 与第一代注射用头孢菌素类合用时可能加重肾毒性

E. 早产儿、新生儿、婴幼儿应尽量避免用氨基糖苷类

32. 快速滴注可出现"红人综合征"的药物是

A. 大环内酯类

B. 糖肽类

C. 氨基糖苷类

D. 林可霉素类

E. 碳青霉烯类

33. 口服不易吸收,仅用于肠道感染的磺胺类抗菌药物是

A. 磺胺甲噁唑

B. 磺胺嘧啶

C. 磺胺异噁唑

D. 磺胺多辛

E. 柳氮磺吡啶

34. 一线抗结核药不包括

A. 异烟肼

B. 利福平

C. 吡嗪酰胺

D. 乙胺丁醇

E. 氟喹诺酮类

35. 治疗流行性脑膜炎宜选用的药物是

A. 红霉素

B. 舒巴坦

C. 庆大霉素

D. 阿米卡星

E. 磺胺嘧啶

36. 丙磺舒与青霉素合用可增强青霉素的疗效,其原因是

A. 延缓抗药性的产生

B. 在杀菌作用上有协同作用

C. 对细菌代谢有双重阻滞作用

D. 竞争性抑制青霉素自肾小管的分泌

E. 促进肾小管对青霉素的再吸收

37. 下列关于降糖药的叙述正确的是

A. 磺酰脲类减少胰岛素分泌

B. 二甲双胍对 1 型糖尿病有效

C. 磺酰脲类增加胰岛素释放和胰岛素对靶组织的敏感性

D. 格列吡嗪增加胰高血糖素分泌

E. 格列齐特能阻断胰岛素受体

38. 关于氨基糖苷类和第三代头孢菌素类联合应用,错误是

A. 联合应用治疗败血症、肺炎等革兰阴性杆菌引起的严重感染

B. 两类药不能混入同一容器内

C. 可在身体同一部位给药

D. 治疗急性感染通常疗程不宜超过 7 ~ 14 日

E. 联合应用治疗革兰阴性杆菌引起的严重脑膜炎

39. 利福平的主要不良反应是

A. 肝毒性

B. 过敏反应

C. 消化道反应

D. 类流感样综合征

E. 肾毒性

40. 妊娠、哺乳期使用抗真菌药首选

A. 氟康唑

B. 两性霉素 B

C. 伊曲康唑

D. 卡泊芬净

E. 氟胞嘧啶

二、配伍选择题

答题说明

共60题,每题1分。题目分为若干组,每组题目对应同一组备选项,备选项可重复选用,也可不选用。每题只有1个备选项最符合题意。

[41~43]

A. 苯巴比妥
B. 地西泮
C. 苯妥英钠
D. 卡马西平
E. 加巴喷丁

41. 通过减少钠离子内流而使神经细胞膜稳定,限制 Na^+ 通道介导的发作性放电的扩散的抗癫痫药是

42. 与 $GABA_A$ 受体结合,通过延长 GABA 介导的氯离子通道开放时间,增强 GABA 的作用,使跨膜的氯离子流增加,引起神经元超极化的抗癫痫药是

43. 与电压依赖性钙通道的 $\alpha_2-\delta$ 辅助亚基结合,可能抑制钙离子内流并减少神经递质释放的抗癫痫药是

[44~46]

A. 异丙托溴铵
B. 氟替卡松
C. 孟鲁司特
D. 沙美特罗
E. 茶碱

44. 不良反应多,治疗窗窄,个体差异大,与很多药物存在不良相互作用,已降为二线用药的平喘药物是

45. 阻断节后迷走神经通路,降低迷走神经兴奋性,产生松弛支气管平滑肌作用,并减少痰液分泌的药物是

46. 阻断白三烯受体,起效缓慢,作用较弱,仅适用于轻、中度哮喘和哮喘稳定期控制的药物是

[47~49]

A. 愈创甘油醚
B. 羧甲司坦
C. 溴己新
D. 喷托维林
E. 苯丙哌林

47. 分解痰液中的黏液成分,使黏痰液化,痰液黏度降低而易于咳出的祛痰药是

48. 引起轻微恶心,反射性引起支气管黏膜腺体分泌增加,痰液得到稀释而易于咳出的祛痰药是

49. 分裂黏蛋白、糖蛋白多肽链上的分子间的二硫键,使分子变小,降低痰液黏度的祛痰药是

[50~51]

A. 抗生素类
B. 唑类
C. 丙烯胺类
D. 吗啉类
E. 吡啶酮类

50. 制霉菌素属于

51. 阿莫罗芬属于

[52~53]

A. 一种氧化剂,皮肤外用后,能缓慢释放出新生态氧,氧化细菌的蛋白质
B. 调节表皮细胞的有丝分裂和表皮细胞更新,使病变皮肤的增生和分化恢复正常
C. 可逆性地与异亮氨酸转移 RNA 合成酶结合
D. 通过使毛囊上皮细胞分化正常化,减少微粉刺形成,可抑制多形核白细胞的趋化反应,以缓解细胞介导的痤疮炎性反应
E. 能显著减少皮肤细菌和滤泡内丙酸杆菌类细菌的生长,并竞争性抑制产生二氢睾酮的酶过程,减少二氢睾酮因素所诱发的皮肤油脂过多,使皮肤表面脂质的游离脂肪酸含量下降

52. 维 A 酸的作用机制是

53. 过氧苯甲酰的作用机制是

[54~55]

A. 口服,一日 4~8mg,连服 5~10 日
B. 口服,一次 10~20mg,每 4~8 小时一次,连

用2～3日;止血后每隔3日递减1/3剂量,直至维持量每日100mg,连续用药至血止后21日停药

C. 于月经后半周期(撤药性出血的第16～25日)开始口服,一次10mg,一日1次,连用10～14日,酌情应用3～6个周期

D. 一日30mg,连服6个月

E. 一次100mg,一日3次;或一次口服500mg,一日1～2次

54. 甲羟孕酮口服用于功能性闭经的用法用量是

55. 甲羟孕酮口服用于功能失调性子宫出血(功血)止血的用法用量是

[56～57]

A. 孕激素

B. 双膦酸盐

C. 降钙素

D. 雄激素

E. 雌激素或选择性雌激素受体调节剂

56. 仅椎体骨折高风险而髋部和非椎体骨折风险不高的患者,可考虑选用

57. 新发骨折伴疼痛的患者可考虑短期使用

[58～59]

A. 神经系统反应(干性脚气病)

B. 冠状动脉粥样硬化

C. 银屑病

D. 坏血病、牙龈出血

E. 糙皮病

58. 缺乏维生素C会导致

59. 缺乏维生素B_1会导致

[60～61]

A. 角膜软化症

B. 咽喉炎和口角炎

C. 皮肤(眼、鼻和口部皮肤脂溢样皮肤损害)和神经系统(周围神经炎)损害

D. 眼干症

E. 皮肤硬化症

60. 缺乏维生素B_2会导致

61. 缺乏维生素B_6会导致

[62～64]

A. 索利那新

B. 奥昔布宁

C. 托特罗定

D. 黄酮哌酯

E. 氨苯蝶啶

62. 脂溶性强,能透过血－脑屏障,可通过阻断M_1受体产生镇静、失眠、意识混乱和认知障碍等不良反应,用于治疗膀胱过度活动症用药的是

63. 不易透过血－脑屏障,药理作用单一,主要用于治疗膀胱过度活动症的非选择性M受体阻滞药是

64. 对M_3受体选择性高,可避免心脏及中枢神经系统的严重不良反应,用于治疗膀胱过度活动症的药是

[65～66]

A. 呋塞米

B. 布美他尼

C. 托拉塞米

D. 依他尼酸

E. 氢氯噻嗪

65. 与本类其他药物相比,更容易发生耳毒性的袢利尿剂是

66. 耳毒性最小的袢利尿剂是

[67～68]

A. 维生素B_6

B. 他莫昔芬

C. 多柔比星

D. 维生素D

E. 顺铂

67. 配伍后静脉应用,可显著降低丝裂霉素疗效的维生素是

68. 与丝裂霉素合用,可增加溶血性尿毒症发生危险的药物是

[69～70]

A. 甲氨蝶呤

B. 阿糖胞苷

C. 环磷酰胺

D. 白消安

E. 多柔比星

69. 主要不良反应是骨髓抑制、胃肠道上皮毒性的药物是

70. 用于治疗慢性粒细胞白血病效果显著的药物是

[71 ~ 72]

A. 维生素 B_1

B. 维生素 B_6

C. 维生素 B_{12}

D. 叶酸

E. 烟酸

71. 第一次给予培美曲塞治疗开始前 7 日至少服用 5 次,整个治疗周期一直服用,在最后 1 次培美曲塞给药后 21 日可停服的维生素是

72. 患者需在第一次培美曲塞给药前 7 日内肌内注射,以后每 3 个周期肌内注射一次(可与培美曲塞用药在同一日进行)的维生素是

[73 ~ 74]

A. 甘油

B. 聚乙二醇 4000

C. 乳果糖

D. 硫酸镁

E. 酚酞

73. 对合并有高氨血症的便秘患者,适宜使用的泻药是

74. 与碳酸氢钠、氧化镁等碱性药合用,引起尿液变色的泻药是

[75 ~ 76]

A. 氯丙嗪

B. 甲氧氯普胺

C. 帕洛诺司琼

D. 劳拉西泮

E. 东莨菪碱

75. 低剂量用药时对中枢和外周多巴胺 D_2 受体有拮抗作用,而高剂量用药时有较弱的 5 - HT_3 受体阻滞作用,可用于化疗所致恶心呕吐的是

76. 长效的 5 - HT_3 受体阻滞剂是

[77 ~ 79]

A. 促红细胞生成素(EPO)

B. 铁元素

C. 脾脏

D. 维生素 B_{12}

E. 骨髓

77. 红细胞数量正常的小细胞低色素性贫血是由于体内缺乏

78. 巨幼细胞性贫血是由于体内缺乏叶酸和

79. 肾性贫血是指由各类肾脏疾病造成体内缺乏

[80 ~ 81]

A. 甲状腺片

B. 硫脲类

C. 磺酰脲类

D. 硫脲类 + 大剂量碘

E. 放射性碘

80. 具有免疫抑制作用的抗甲状腺药物是

81. 甲状腺手术后复发及硫脲类无效时用

[82 ~ 84]

A. 特立帕肽

B. 鲑鱼降钙素

C. 雷洛昔芬

D. 阿仑膦酸钠

E. 碳酸钙

82. 患者,女,52 岁。患骨质疏松症伴静脉血栓,该患者避免使用的治疗药是

83. 患者,女,55 岁。患骨质疏松症伴食管裂孔疝,该患者避免使用的治疗药是

84. 患者,女,57 岁。患骨质疏松症伴 Paget 病,该患者避免使用的治疗药是

[85 ~ 86]

A. 洛伐他汀

B. 瑞舒伐他汀

C. 辛伐他汀

D. 阿托伐他汀

E. 普伐他汀

85. 不经过肝脏 CYP450 酶系代谢的药物是

86. 严重肾功能不全患者使用时无须调整剂量的药物是

[87~88]
A. 75mg
B. 150mg
C. 150/12.5mg
D. 300/12.5mg
E. 300/25mg

87. 患者,男,55 岁。使用厄贝沙坦治疗原发性高血压,初始剂量是一日 1 次,一次

88. 患者,男,55 岁。使用厄贝沙坦氢氯噻嗪复方制剂治疗原发性高血压,一日剂量不超过

[89~90]
A. 胺碘酮
B. 索他洛尔
C. 利多卡因
D. 普罗帕酮
E. 维拉帕米

89. 可引起慢性肺间质纤维化的药物是

90. 长期使用应定期检查甲状腺功能的药物是

[91~92]
A. 干咳
B. 心率加快
C. 房室传导阻滞
D. 高钾血症
E. 体位性低血压

91. α 受体阻滞剂特拉唑嗪的主要不良反应是

92. 血管紧张素Ⅱ受体阻滞剂缬沙坦的主要不良反应是

[93~95]
A. 氟喹诺酮类
B. 大环内酯类 C
C. 氨基糖苷类
D. 四环素类
E. 酰胺醇类(氯霉素)

93. 可致肌痛、骨关节病损、跟腱断裂的药物是

94. 选择性沉积在牙齿和骨骼中,不可用于 8 岁以下患儿的药物是

95. 可致不可逆性骨髓功能抑制,引起再生障碍性贫血,儿童需慎用的药物是

[96~97]
A. 四环素类、大环内酯类、林可霉素类、利福平等
B. 氯霉素、磺胺类药、异烟肼、甲硝唑、氟康唑等
C. 某些第三代头孢菌素、乙胺丁醇、氨苄西林、青霉素 G 等
D. 红霉素等大环内酯类、氯霉素、喹诺酮类、利福平、甲氧苄啶等
E. 林可霉素类、磷霉素、复方磺胺甲噁唑

96. 在骨组织中有较高的浓度或可达治疗水平的抗菌药物有

97. 分泌至胆汁中的药物浓度较高的抗菌药物有

[98~100]
A. 拉米夫定
B. 替比夫定
C. 恩替卡韦
D. 阿德福韦酯
E. 替诺福韦酯

98. 对于妊娠期间首次诊断 CHB 的患者,可以使用的抗病毒药物是

99. 抗病毒治疗期间意外妊娠的患者,若正在服用恩替卡韦,可不终止妊娠,建议更换为

100. 若正在接受 IFNa 治疗的乙肝患者意外妊娠,建议向妊娠妇女和家属充分告知风险,由其决定是否继续妊娠,若决定继续妊娠则要换用

三、综合分析选择题

答题说明

共 10 题,每题 1 分。题目分为若干组,每组题目基于同一个临床情景、病例、实例或者案例的背景信息逐题展开。每题的备选项中,只有 1 个最符合题意。

[101~103]

患者,男,55 岁。出现无明确客观对象的紧张担心,坐立不安,心悸,尿频等,医生诊断为焦虑症,且患者夜间醒来次数较多、早上醒来较早。

101. 下列药物有治疗焦虑症功效的是
A. 苯巴比妥
B. 丙戊酸钠
C. 利培酮
D. 地西泮
E. 佐匹克隆

102. 针对患者存在失眠问题,医生应开具
A. 苯巴比妥
B. 氟西泮
C. 卡马西平
D. 佐匹克隆
E. 苯妥英钠

103. 可抑制本治疗失眠药物肝脏转化为中间代谢产物,清除减慢,血浆药物浓度升高的药物是
A. 西咪替丁
B. 氯丙嗪
C. 卡马西平
D. 奥氮平
E. 阿司匹林

[104~105]

患者,女,59岁。2019年因出现下肢关节肿痛就诊,确诊为痛风。查肾功能肌酐20μmol/L。服用秋水仙碱3mg/d治疗,现关节肿痛症状减轻。2020年1月查肾功能,肌酐升至147μmol/L,尿尿酸1095mg/24h,来院就诊。

104. 患者此时的抗痛风治疗方案应调整为
A. 合并吲哚美辛继续治疗
B. 加用别嘌醇继续治疗
C. 立即停用秋水仙碱
D. 加用碳酸氢钠继续治疗
E. 秋水仙碱逐渐减量,并应用苯溴马隆和别嘌醇

105. 服用苯溴马隆需要注意的事项不包括
A. 治疗初期,每日饮水量不得少于1.5~2L
B. 定期测量尿液的酸碱度
C. 可酌情给予碳酸氢钠
D. 长期用药时,应定期检查肝功能
E. 长期用药时,应定期检查肾功能

[106~108]

患者,男,41岁。经常感到反酸、烧心、胃灼痛。诊断为消化性溃疡。

106. 能中和胃酸且有一定中枢抑制作用的抗溃疡病药物是
A. 枸橼酸铋钾
B. 谷丙胺
C. 法莫替丁
D. 奥美拉唑
E. 氢氧化铝

107. 下列药物属于胃黏膜保护剂的是
A. 西咪替丁
B. 埃索美拉唑
C. 硫糖铝
D. 法莫替丁
E. 哌仑西平

108. 米索前列醇抗消化性溃疡的作用机制是
A. 中和胃酸
B. 阻断壁细胞胃泌素受体
C. 阻断壁细胞 H_2受体
D. 阻断壁细胞 M_1受体
E. 保护细胞或黏膜

[109~110]

患儿,女,10岁。体重35kg,因发热、咳嗽10日而入院。体温38.5~39.5℃,咳嗽为刺激性干咳,少痰,以清晨及夜间为著。于外院先后静点青霉素及头孢类抗生素共6日,病情无明显好转。查体:一般状态良,双肺呼吸音粗糙,余无阳性体征。血常规正常,结核菌素试验阴性,X线胸片示右肺中叶大片状阴影。临床诊断考虑为支原体肺炎。

109. 可以选用的抗菌药物是
A. 阿奇霉素
B. 莫西沙星
C. 甲硝唑
D. 氟康唑
E. 磺胺嘧啶

110. 使用该药物需连续注射
A. 5日
B. 7日
C. 10日
D. 12日
E. 14日

四、多项选择题

答题说明

共10题,每题1分。每题的备选项中,有2个或2个以上符合题意,错选、少选均不得分。

111. 关于阿片类药物临床使用的说法,正确的有

A. 阿片类镇痛药物与阿托品合用会增加麻痹性肠梗阻的风险

B. 老年患者由于清除缓慢使血浆半衰期延长,因此使用阿片类镇痛药物会增加其呼吸抑制风险

C. 阿片类镇痛药物均能透过胎盘屏障,成瘾产妇的新生儿出生时可出现戒断症状

D. 阿片类镇痛药物可引起胃肠道运动减缓,使甲氧氯普胺效应减弱

E. 阿片类镇痛药物与硫酸镁注射液合用可减少中枢抑制,降低呼吸抑制的风险

112. 除晚期中、重度癌痛患者外,使用阿片类镇痛药时常见的不良反应有

A. 便秘

B. 精神运动功能受损

C. 尿潴留

D. 成瘾性

E. 视觉异常

113. 与肝素、香豆素等抗凝血药或抗血小板药合用不增加出血风险的 NSAID 有

A. 塞来昔布

B. 萘丁美酮

C. 阿司匹林

D. 美洛昔康

E. 布洛芬

114. 非布司他适用于痛风患者高尿酸血症的长期治疗,但在服用非布司他的初期,经常出现痛风发作频率增加,相关描述正确的有

A. 这是因为血尿酸浓度降低,导致组织中沉积的尿酸盐动员

B. 可建议同时服用非甾体类抗炎药

C. 在非布司他治疗期间,如果痛风发作,必须中止非布司他治疗

D. 如果患者被发现有肝功能异常(ALT 超过参考范围上限的3倍以上),应该中止服药

E. 可建议同时服用秋水仙碱

115. 适应证包括治疗巨细胞病毒感染的抗疱疹病毒药有

A. 阿糖腺苷

B. 阿昔洛韦

C. 更昔洛韦

D. 膦甲酸钠

E. 奥司他韦

116. 卡培他滨禁用于

A. 对氟尿嘧啶过敏患者

B. 二氢嘧啶脱氢酶缺陷患者

C. 严重肾功能不全患者

D. 正在使用索立夫定或其类似物(如溴夫定)患者

E. 对卡培他滨或其任何成分过敏患者

117. 合用铝剂可减少吸收的口服药物包括

A. 阿奇霉素

B. 喹诺酮类

C. 地高辛

D. 左甲状腺素

E. 维生素 A

118. ACEI 类药禁用于

A. 心力衰竭

B. 双侧肾动脉狭窄

C. 糖尿病肾病

D. 高钾血症

E. 妊娠期妇女

119. 细菌耐药性的发生机制包括

A. 钝化酶或灭活酶的形成

B. 细菌细胞壁通透性改变

C. 细菌细胞膜上存在的抗感染药物外排系统

D. 靶位组成部位的改变

E. 代谢拮抗药的增加

120. 以下不良反应中,促皮质素的发生率较糖皮质类固醇高的有

A. 致糖尿病作用

B. 胃肠道反应

C. 骨质疏松

D. 痤疮

E. 多毛

试卷标识码:

执业药师资格考试

药学专业知识（二）

押题秘卷（六）

考生姓名：______________

准考证号：______________

工作单位：______________

一、最佳选择题

答题说明

共40题,每题1分。每题的备选项中,只有1个最符合题意。

1. 患者,男,50岁。近期出现夜间入睡困难,为求缓解使用镇静催眠药。下列说法错误的是

A. 长期使用水合氯醛的患者症状改善后可直接停药

B. 服用镇静催眠药期间应注意避免驾车、操纵机器和高空作业

C. 在服用苯二氮䓬类药物期间不宜饮酒

D. 需确定患者是否对该类药过敏,一旦出现皮疹等,应立即停药

E. 雷美替胺的副作用较少,没有戒断反应和反跳性失眠

2. 抗抑郁药应个体化治疗,以下治疗措施错误的是

A. 抗抑郁药应从小剂量开始使用,逐增剂量

B. 倘若患者的经济条件允许,最好使用新型抗抑郁药

C. 文拉法辛起效较快,需要2天左右

D. 使用抗抑郁药要有足够的耐心,切忌频繁换药

E. 应用抗抑郁药时需考虑患者症状特点、年龄、躯体状况、药物的耐受性及有无合并症

3. 关于镇静催眠药物的选择,错误的是

A. 对焦虑型、夜间醒来次数较多或早醒者首选地西泮

B. 巴比妥类药物由于不良反应和相互作用较多,不推荐常规应用治疗失眠

C. 原发性失眠首选非苯二氮䓬类药物,可选服唑吡坦、佐匹克隆

D. 对入睡困难者可选用扎来普隆,但扎来普隆不适合长期使用

E. 雷美替胺对入睡困难型失眠比睡眠维持型失眠更有效

4. 患者,男,45岁。因急性风湿热入院,使用阿司匹林治疗。阿司匹林用于急性风湿热治疗时常用

A. 大剂量

B. 中剂量

C. 极量

D. 小剂量

E. 任何剂量

5. 宜选用塞来昔布治疗的疾病是

A. 骨关节炎

B. 痛风

C. 胃溃疡

D. 支气管哮喘

E. 肾绞痛

6. 阿司匹林抗血栓形成的机制是

A. 直接对抗血小板聚集

B. 环氧酶失活,减少TXA_2生成,产生抗血栓形成作用

C. 降低凝血酶活性

D. 激活抗凝血酶

E. 增强维生素K的作用

7. 患者,男,25岁。哮喘病史5年余,长期使用糖皮质激素治疗。可能出现的不良反应不包括

A. 上呼吸道感染

B. 鹅口疮

C. 骨质疏松症

D. 下丘脑－垂体－肾上腺轴的抑制

E. 低血压

8. 患者,男,20岁。患病毒性感冒且伴有大量痰液并阻塞呼吸道,在服用氨溴索的同时,不宜联合应用的药品是

A. 利巴韦林

B. 右美沙芬

C. 感冒颗粒

D. 对乙酰氨基酚

E. 布洛芬

9. 患者,女,25岁。原发性青光眼患者,现使用毛果芸香碱治疗。下列有关毛果芸香碱的叙述,错误的是

A. 能直接激动M受体,产生M样作用

B. 可使汗腺和唾液腺的分泌明显增加

C. 可使眼内压升高

D. 可用于治疗青光眼

E. 常用制剂为1%滴眼液

10. 与阿托品 M 受体阻滞作用无关的是
A. 松弛平滑肌
B. 抑制腺体分泌
C. 心率加快
D. 胃肠括约肌收缩
E. 解除小血管痉挛

11. 关于短效口服避孕药的使用,错误的是
A. 用作探亲避孕药时每日同一时间口服
B. 用作探亲避孕药时漏服后无须补服
C. 紧急避孕药不应与米非司酮混淆使用
D. 单用孕激素可用作探亲避孕药
E. 去氧孕烯和孕二烯酮优于左炔诺孕酮

12. 肠内营养乳剂(TPF－D)适用的人群是
A. 高血压患者
B. 糖尿病患者
C. 冠心病患者
D. 手术后患者
E. 高血脂患者

13. 患者,女,30 岁。因疟疾入院治疗,病情缓解后为控制疟疾复发和传播,宜选用的抗疟药是
A. 乙胺嘧啶
B. 伯氨喹
C. 青蒿素
D. 氯喹
E. 奎宁

14. 吸收后代谢成活性产物而发挥抗甲型和乙型流感病毒的前体药物是
A. 金刚烷胺
B. 金刚乙胺
C. 扎那米韦
D. 奥司他韦
E. 阿昔洛韦

15. 患者,女,30 岁。艾滋病患者,CMV 性视网膜炎,常规治疗无效。可选择的反义寡核苷酸抑制病毒复制药物是
A. 喷昔洛韦
B. 阿昔洛韦
C. 昔多福韦
D. 更昔洛韦
E. 福米韦生

16. 既能增大脑血流量,又能促进脑代谢,增强脑细胞活力的利尿药是
A. 呋塞米
B. 氢氯噻嗪
C. 氨苯蝶啶
D. 甘露醇
E. 甘油果糖

17. 有些化疗药物存在心脏毒性,在每个化疗周期前应该进行心电图或超声心动检查,排除心脏病变。下列化疗药物中具有典型心脏毒性的是
A. 吉西他滨
B. 卡铂
C. 表柔比星
D. 奥沙利铂
E. 环磷酰

18. 患者,男,30 岁。因肺癌使用环磷酰胺化疗,以下检查结果可能升高的是
A. 白细胞计数
B. 血小板计数
C. 血红蛋白
D. 血尿酸
E. 血清胆碱酯酶

19. 以下不属于拓扑异构酶抑制剂的药物是
A. 伊立替康
B. 羟喜树碱
C. 依托泊苷
D. 替尼泊苷
E. 噻替派

20. 关于西咪替丁与其他药物的相互作用,错误的是
A. 可显著提高环孢素在体内的代谢速度
B. 可显著降低茶碱在体内的消除速度
C. 可提高卡马西平的血药浓度
D. 可增加华法林的出血风险
E. 可增强苯二氮䓬类药的不良反应

21. 患者,男,40 岁。为预防动脉粥样硬化使用氯吡格雷。近日行尿素呼气实验,结果为幽门螺杆菌感染,使用质子泵抑制剂四联疗法治疗。下列质子泵抑制剂对氯吡格雷影响最小的是
A. 奥美拉唑
B. 艾司奥美拉唑
C. 右兰索拉唑
D. 兰索拉唑

E. 泮托拉唑

22. 钾离子竞争性酸抑制剂的作用机制是

A. 通过竞争胃壁细胞膜腔面的钾离子来发挥作用

B. 竞争性拮抗组胺与胃壁细胞上的 H_2 受体结合

C. 通过二硫键与质子泵的硫基呈不可逆性结合

D. 抑制乙酰胆碱 M 受体

E. 抑制胃泌素受体

23. 以下属于直接口服抗凝药的是

A. 阿司匹林

B. 尿激酶

C. 华法林

D. 替罗非班

E. 达比加群酯

24. 华法林是消旋体,由 S - 华法林和 R - 华法林组成,二者的抗凝作用是

A. S - 华法林的抗凝作用约是 R - 华法林的 5 倍

B. R - 华法林的抗凝作用约是 S - 华法林的 5 倍

C. 二者抗凝作用等效

D. 二者抗凝作用关系不确定

E. 消旋体的作用强于二者

25. 患者,男,30 岁。人工瓣膜置换术后,为预防血栓栓塞并发症使用华法林抗凝。与下列药物合用削弱华法林作用的药物是

A. 广谱抗生素

B. 阿司匹林

C. 羟基保泰松

D. 西咪替丁

E. 苯妥英钠

26. 华法林可用于

A. 妊娠期妇女

B. 哺乳期妇女

C. 未经治疗或不能控制的高血压患者

D. 最近颅内出血者

E. 无法满意地依从剂量指示及无法安全地进行抗凝治疗者

27. 关于华法林使用的叙述,错误的是

A. 最普遍的不良反应为出血并发症

B. 疗效个体差异较大,应严密观察病情,并依据 INR 值调整用量

C. 华法林钠与很多药物有相互作用

D. 华法林钠与很多食物有相互作用

E. 当 INR 明显低于目标范围会增加出血并发症的可能性

28. 患者,男,30 岁。因原发性肾病综合征在院治疗时给予注射用甲泼尼龙 40mg,qd,静脉滴注,出院前调整为等效剂量的口服药物序贯治疗,适宜的方案是

A. 泼尼松片 50mg,qd

B. 泼尼松片 20mg,qd

C. 泼尼松片 30mg,qd

D. 地塞米松片 10mg,qd

E. 地塞米松片 5mg,qd

29. 生长激素的药理作用不包括

A. 刺激骨骼细胞分化、增殖

B. 促进全身蛋白质合成

C. 刺激免疫球蛋白合成

D. 刺激合成纤维细胞

E. 升高血清胆固醇、低密度脂蛋白的水平

30. 人血浆中促皮质素 ACTH 水平具有规律性昼夜节律变化,最高峰的时间是

A. 睡眠后 3 ~ 5 小时

B. 晚上 10 ~ 11 点

C. 晨起前后 1 小时内

D. 下午 6 ~ 11 点

E. 下午 2 ~ 3 点

31. 患者,男,30 岁。因患中枢性尿崩症使用醋酸去氨加压素治疗,下列药物中可能会降低药物作用的是

A. 氯丙嗪

B. 卡马西平

C. 吲哚美辛

D. 二甲硅油

E. 阿米替林

32. 因是前药,需在肝内转化后生效,严重肝功能不全者不宜选用的糖皮质激素是

A. 氢化可的松

B. 泼尼松

C. 泼尼松龙
D. 甲泼尼龙
E. 地塞米松

33. 患者,男,30 岁。因哮喘病史长期使用泼尼松,其不良反应是
A. 血小板减少
B. 心力衰竭
C. 肾功能不全
D. 骨质疏松
E. 再生障碍性贫血

34. 他汀类所引起的肌肉毒性特点不包括
A. 各种他汀类药物都可能引起肌病
B. 脂溶性他汀引起 CPK 升高的可能性明显低于水溶性他汀
C. 肌肉毒性可表现为肌肉无力、肌肉疼痛
D. 升高他汀类药物血药浓度的药物相互作用会增加横纹肌溶解的危险性
E. 辛伐他汀、洛伐他汀、阿托伐他汀横纹肌溶解发生率相对较高

35. 关于使用依折麦布的说法,错误的是
A. 可单独服用或与他汀类联合应用
B. 需空腹服用
C. 成人剂量一次 10mg,一日 1 次
D. 剂量超过 10mg/d 对降低 LDL 水平无增效作用
E. 不能与葡萄柚汁合用

36. 兼具改善缺血、减轻心绞痛症状与预防心肌梗死和改善预后两方面作用的药物是
A. 抑制血小板聚集的药物
B. 抗凝药
C. 他汀类药物
D. ACEI 类或 ARB 类药物
E. β 受体阻滞剂

37. 患者,男,35 岁。缺血性心肌病患者,为预防心绞痛急性发作,临床常用,起效最快的硝酸酯类药物是
A. 硝酸甘油
B. 硝酸异山梨酯
C. 5－单硝酸异山梨酯
D. 戊四硝酸
E. 亚硝酸酯类

38. 强心苷类药的药理作用不包括
A. 提高心肌细胞内 Ca^{2+} 水平
B. 提高位于心脏的压力感受器的敏感性
C. 提高位于主动脉弓、颈动脉窦的压力感受器的敏感性
D. 心肌的正性肌力作用
E. 使肾脏分泌肾素增加

39. 患儿,男,8 岁。静脉滴注美洛西林后立即出现胸气短、呼吸困难、喉头水肿,考虑为青霉素类抗生素的过敏反应,按照其发生机制,该患者发生的过敏反应在分型上属于
A. Ⅱ型变态反应
B. Ⅰ型变态反应
C. Ⅲ型变态反应
D. Ⅳ型变态反应
E. Ⅴ型变态反应

40. 亚胺培南西司他丁一般不宜用于
A. 社区获得性感染
B. 对其他药物耐药的革兰阴性杆菌感染
C. 严重需氧菌与厌氧菌混合性感染
D. 病原菌未查明的严重感染
E. 免疫缺陷者感染

二、配伍选择题

答题说明

共 60 题,每题 1 分。题目分为若干组,每组题目对应同一组备选项,备选项可重复选用,也可不选用。每题只有 1 个备选项最符合题意。

[41 ~43]
A. 芬太尼
B. 纳洛酮
C. 喷他佐辛
D. 哌替啶
E. 美沙酮

41. 未列入麻醉品管理范围的镇痛药是

42. 阿片受体拮抗剂是

43. 镇痛作用比吗啡强100倍的强效镇痛药是

[44~45]
A. 对乙酰氨基酚
B. 乙酰水杨酸
C. 保泰松
D. 吲哚美辛
E. 美洛昔康

44. 长效、选择性诱导型环氧酶抑制药有
45. 因能引起水肿,故高血压和心功能不全患者禁用的是

[46~47]
A. 阿司咪唑
B. 西替利嗪
C. 苯海拉明
D. 吡咯醇胺
E. 赛庚啶

46. 无中枢作用的 H_1 受体阻滞药是
47. 对哮喘有效的 H_1 受体阻滞药是

[48~50]
A. 制霉菌素
B. 特比萘芬
C. 阿莫罗芬
D. 环吡酮胺
E. 伊曲康唑

48. 角鲨烯环氧酶的非竞争性、可逆性抑制剂是
49. 通过干扰真菌细胞膜麦角固醇的合成导致真菌死亡的是
50. 高浓度使细胞膜的渗透性增加,钾离子和其他内容物漏出,细胞死亡的是

[51~52]
A. 林旦霜
B. 苯甲酸苄酯
C. 克罗米通
D. 阿达帕林
E. 升华硫

51. 不得与铜制品接触的是
52. 不得与碱性物质或铁器接触的是

[53~54]
A. 地屈孕酮
B. 屈螺酮
C. 甲羟孕酮
D. 环丙孕酮
E. 左炔诺孕酮

53. 大剂量具有抗雄激素作用,可用于子宫内膜癌或肾癌的药物是
54. 无雌激素、雄激素、肾上腺皮质激素样作用,代谢物没有雌激素活性,可用于黄体功能不足的先兆流产治疗的药物是

[55~57]
A. 维生素 B_6
B. 维生素 C
C. 维生素 A
D. 维生素 B_2
E. 维生素 K

55. 服用异烟肼进行抗结核治疗的患者,为预防周围神经炎,应补充的维生素是
56. 长期大量使用可致泌尿系统尿酸盐、半胱氨酸盐或草酸盐结石的维生素是
57. 可用于治疗早产儿、新生儿低凝血酶原血症的维生素是

[58~59]
A. 螺内酯
B. 氨苯蝶啶
C. 布美他尼
D. 乙酰唑胺
E. 氢氯噻嗪

58. 主要作用部位在近曲小管的药物是
59. 主要作用部位在髓袢升支髓质部和皮质部的药物是

[60~61]
A. 氨苯蝶啶
B. 螺内酯
C. 呋塞米
D. 氢氯噻嗪
E. 甘露醇

60. 可加速毒物排泄的药物

61. 作为基础降压药治疗高血压的药物

[62 ~ 64]

A. 依西美坦

B. 他莫昔芬

C. 氟维司群

D. 来曲唑

E. 氟他胺

62. 主要用于复发转移乳腺癌、乳腺癌术后转移的辅助治疗和子宫内膜癌的治疗的药物是

63. 主要用于雌激素或孕激素受体阳性的绝经后早期乳腺癌患者的辅助治疗，或已经接受他莫昔芬辅助治疗5年的、绝经后、雌激素或孕激素受体阳性早期乳腺癌患者的辅助治疗，治疗绝经后(自然绝经或人工诱导绝经)、雌激素受体阳性、孕激素受体阳性或受体状况不明的晚期乳腺癌患者，此药物是

64. 主要用于经他莫昔芬辅助治疗2 ~ 3年后，绝经后雌激素受体阳性的妇女的早期浸润性乳腺癌的辅助治疗，直至完成总共5年的辅助内分泌治疗，以及经他莫昔芬治疗后，其病情仍有进展的自然或人工绝经后妇女的晚期乳腺癌，该药物是

[65 ~ 66]

A. 甲状腺素

B. 丙硫氧嘧啶

C. 血管神经性水肿

D. 粒细胞下降

E. 甲状腺功能亢进症状

65. 碘化物的主要不良反应是

66. 甲状腺素的不良反应是

[67 ~ 68]

A. 阿托品

B. 东莨菪碱

C. 山莨菪碱

D. 后马托品

E. 哌仑西平

67. 中毒时，有中枢兴奋作用的药物是

68. 对胃酸分泌抑制作用强的药物是

[69 ~ 71]

A. 氯吡格雷

B. 阿司匹林

C. 依诺肝素

D. 肝素

E. 达比加群酯

69. 若无禁忌，冠心病或缺血性脑卒中患者均应长期使用的药物是

70. 可能与胺碘酮发生相互作用而致出血风险增高的抗栓药物是

71. 体内代谢迅速，严重过量导致出血时，可用鱼精蛋白拮抗的药物是

[72 ~ 73]

A. 治疗第2日

B. 治疗第3日

C. 治疗第4日

D. 治疗第5日

E. 治疗第10日

72. 正常体重者及自然INR低于1.2的患者，每日给予推荐初始剂量华法林钠，调整后续剂量依据的INR数值测定时间是

73. 老年人，体型较小，自然INR高于1.2，或患有其他疾病，或正服用其他可影响抗凝药品者，每日给予推荐初始剂量华法林钠，调整后续剂量依据的INR数值测定时间是

[74 ~ 76]

A. 小檗胺

B. 丙酸诺龙

C. 鲨肝醇

D. 维生素 B_4

E. 利可君

74. 主要结构与雄激素颇为相似，但雄性化作用甚弱，蛋白同化作用很强，临床上可作为升白药物使用的是

75. 能分解为半胱氨酸和醛，具有促进骨髓内粒细胞生长和成熟的作用，可促进白细胞增生的是

76. 又称为腺嘌呤，是生物体内辅酶与核酸的组成和活性成分，具有刺激骨髓白细胞增生作用的是

[77～78]

A. 血管紧张素转化酶抑制剂

B. β受体阻滞剂

C. 醛固酮受体阻滞剂

D. 血管紧张素受体脑啡肽酶抑制剂

E. 钠－葡萄糖协同转运蛋白2抑制剂

77. 沙库巴曲缬沙坦属于

78. 达格列净属于

[79～81]

A. 格列美脲

B. 阿卡波糖

C. 二甲双胍

D. 吡格列酮

E. 胰岛素

79. 患者,男,53岁。糖尿病伴有炎性肠病、溃疡、胃肠道梗阻和腹部手术史,不宜使用的降糖药物是

80. 患者,男,45岁。BMI 26.5kg/m^2,查体发现空腹血糖11.4mmol/L,HbA$_1$c 8.8%,诊断为"2型糖尿病",首选的降糖药物是

81. 患者,男,2岁。体重15kg,诊断为"1型糖尿病",可使用的降糖药物是

[82～83]

A. 7～12分钟

B. 10～25分钟

C. 4小时

D. 8小时

E. 12小时

82. ACTH的血浆浓度波动大,变化也很快,这是因为它是以脉冲方式从垂体中释放出来,在血液循环中的半衰期是

83. 肌内注射ACTH作用达到高峰的时间是

[84～85]

A. 苯溴马隆

B. 别嘌醇

C. 碳酸氢钠

D. 秋水仙碱

E. 吲哚美辛

84. 降尿酸治疗,肾结石患者、尿尿酸≥600mg/24h患者不宜选用的药物是

85. 降尿酸治疗,肾结石患者、尿尿酸≥1000mg/24h患者可用的药物是

[86～88]

A. 普萘洛尔

B. 可乐定

C. 卡托普利

D. 肼屈嗪

E. 氢氯噻嗪

86. 可以对血管重构有改善作用的抗高血压药是

87. 合并消化性溃疡的高血压患者宜选用的药物是

88. 通过直接扩血管作用而达到降压效果的药物是

[89～90]

A. 维拉帕米

B. 新斯的明

C. 利多卡因

D. 普萘洛尔

E. 地高辛

89. 治疗阵发性室上性心动过速首选

90. 奎尼丁治疗房颤时应先服用

[91～92]

A. 胺碘酮

B. 氟桂利嗪

C. 硝酸异山梨酯

D. 呋塞米

E. 氨氯地平

91. 患者,女,48岁。因反复心悸就诊。心电图示心房颤动,拟施行药物转复。应选用的药物是

92. 患者,男,65岁。因头痛、头晕就诊。查体:血压170/95mmg,心律齐。诊断为高血压。应选用的药物是

[93～94]

A. 卡泊芬净

B. 氟胞嘧啶

C. 特比萘芬

D. 氟康唑

E. 制霉菌素

93. 易产生耐药性,极少单独用药,临床常与两性霉素 B 合用的抗真菌药物是

94. 甲癣患者宜使用的药物是

[95 ~ 97]

A. 高钠血症,并致心力衰竭

B. 青霉素脑病

C. 吉海反应(亦称赫氏反应)

D. 周围神经炎

E. 高钾血症或钾中毒反应

95. 应用青霉素治疗梅毒、钩端螺旋体病等疾病时可由于病原体死亡致症状(寒战、咽痛、心率加快)加剧,称为

96. 大量应用青霉素类钠盐可造成

97. 大剂量青霉素类药应用于婴儿、老年人和肾功能不全者时,患者出现肌肉阵挛、抽搐、昏迷等,此时是由于青霉素类药引起了

[98 ~ 100]

A. 西司他丁

B. 亚胺培南

C. 厄他培南

D. 美罗培南

E. 克拉维酸

98. 对大多数肠杆菌科细菌和厌氧菌有活性,但对铜绿假单胞菌、不动杆菌及革兰阳性菌(尤其是肠球菌和耐青霉素肺炎球菌)的活性不及其他碳青霉烯类药物的是

99. 治疗可能引起中枢神经系统毒性,包括精神状态改变、肌阵挛和癫痫发作,故不应用于治疗脑膜炎的是

100. 可用于中、重度细菌性感染,半衰期长,可以每日 1 次给药的是

三、综合分析选择题

答题说明

共 10 题,每题 1 分。题目分为若干组,每组题目基于同一个临床情景、病例、实例或者案例的背景信息逐题展开。每题的备选项中,只有 1 个最符合题意。

[101 ~ 102]

患者,女,48 岁。5 年前患右上肺结核,痰菌阳性,经异烟肼、链霉素和乙胺丁醇治疗 6 个月,痰菌转阴,病灶明显吸收,自行停药,未再随访。近 1 个月来感乏力,2 天前起咳嗽、痰中带血就诊。X 线胸片示右上肺大片致密影,边缘不清,密度不均,高密度病灶部分隐约见有钙化。侧位病变位于肺上叶尖后段,呈团块状,约 4cm × 4.5cm 大小,边界毛糙。家庭中近期有人患肺结核,考虑为肺结核复发,给予抗结核药物治疗。

101. 该患者系慢乙酰化型患者,需要减量的抗结核药是

A. 异烟肼

B. 利福平

C. 吡嗪酰胺

D. 乙胺丁醇

E. 链霉素

102. 患者服药后尿液、唾液、汗液、痰液、泪液等排泄物呈橘红色,这是因为服用哪种抗结核药导致的

A. 异烟肼

B. 利福平

C. 吡嗪酰胺

D. 乙胺丁醇

E. 对氨基水杨酸钠

[103 ~ 105]

患者,女,33 岁。1 年前下岗,随后心情低落,对事情不感兴趣,早醒,食欲低下,体重下降,诊断为"抑郁症",予以氟西汀 20mg/d 治疗,1 个月前患者感到已恢复正常,遂自行停药,近 1 周症状反复,再次到医院就诊。

103. 以下药物不能立刻换用或加用的是

A. 吗氯贝胺

B. 舍曲林

C. 西酞普兰

D. 艾司西酞普兰

E. 帕罗西汀

104. (假设)患者回家服用氟西汀20mg/d,3日后,家人见症状无明显改善,自行将剂量增至60mg/d,患者可能出现的症状不包括

A. 嗜睡
B. 焦虑
C. 肌无力
D. 躁狂
E. 锥体外系反应

105. 患者及家属在确认氟西汀20mg/d疗效欠佳时,应在医生指导下,经过多长时间将药量逐渐增加

A. 1~2周
B. 3~4周
C. 5~6周
D. 7~8周
E. 10周

[106~108]

患者,男,68岁。发热伴咳嗽1周。表情淡漠,气急,近2天全身散在出血点及瘀斑,血压60/40mmHg,血红蛋白120g/L,白细胞12×10^9/L,血小板30×10^9/L,血涂片可见少量红细胞碎片,凝血酶原时间18秒(正常值13秒),骨髓穿刺示增生活跃,巨核细胞多,诊断为弥散性血管内凝血。

106. 该患者应选用下列哪种药物治疗

A. 维生素K_1
B. 氨甲苯酸+大量维生素C
C. 雄激素+抗生素
D. 皮质激素
E. 肝素

107. 关于肝素,下列说法中错误的是

A. 口服无效
B. 可采用静脉注射、静脉滴注和深部皮下注射
C. 用药期间避免肌内注射其他药品,以防止注射部位出血
D. 早期过量表现为黏膜、齿龈出血,皮肤瘀斑或紫癜,鼻出血,月经量过多等
E. 可口服给药

108. 发生肝素过量时,应选用下述哪种药物进行拮抗

A. 鱼精蛋白
B. 维生素K_1
C. 维生素C
D. 低分子肝素
E. 阿替普酶

[109~110]

患者,女,45岁。患者上腹绞痛,间歇发作已数年。入院前40天,患者绞痛发作后有持续性钝痛,疼痛剧烈时放射到右肩及腹部,并有恶心、呕吐、腹泻等症状,经某医院诊断为胆石症、慢性胆囊炎。患者来本院后,用抗生素控制症状,并肌内注射度冷丁(盐酸哌替啶)50mg、阿托品0.5mg,每3~4小时一次,并行手术治疗。

109. 阿片类药物不具有下列哪项作用

A. 镇痛、镇静
B. 欣快感
C. 止咳
D. 恶心、呕吐
E. 抑制呼吸

110. 哌替啶的临床应用没有下列哪一项

A. 创伤性疼痛
B. 内脏绞痛
C. 麻醉前给药
D. 与氯丙嗪、异丙嗪组成人工冬眠合剂
E. 心律失常

四、多项选择题

答题说明

共10题,每题1分。每题的备选项中,有2个或2个以上符合题意,错选、少选均不得分。

111. 关于抗抑郁药的使用注意事项,正确的有

A. 选择抗抑郁药物时需考虑患者的症状特点、年龄、药物的耐受性、有无合并症等因素
B. 大多数抗抑郁药起效缓慢,需4~6周方能见效
C. 在足量足疗程治疗无效的情况下,可考虑更

换另一种作用机制不同的抗抑郁药

D. 抗抑郁药需从小剂量开始并逐渐增加剂量，且尽可能采用最小有效剂量维持

E. 单胺氧化酶抑制剂可与5-羟色胺再摄取抑制剂联合治疗抑郁症

112. 有关布洛芬的叙述正确的有

A. 口服吸收迅速

B. 血浆蛋白结合率高达99%

C. 90%以代谢物形式自尿排出

D. 主要用于风湿性和类风湿关节炎

E. 胃肠道不良反应较轻

113. 关于噻托溴铵胶囊的叙述，正确的有

A. 胶囊仅供吸入，不能口服

B. 每天用药不得超过1次

C. 起效慢，不应用作支气管痉挛急性发作的抢救治疗药物

D. 长期可引起龋齿

E. 不推荐18岁以下患者使用

114. 氯硝柳胺用以治疗猪肉绦虫时在服药前和服药后需要加用的药物有

A. 镇吐药

B. 质子泵抑制剂

C. 西咪替丁

D. 硫酸镁

E. 氢氧化铝

115. 核苷(酸)类抗肝炎病毒药物的不良反应包括

A. 肌酸激酶升高

B. 乳酸性酸中毒

C. 肾小管功能障碍

D. 软骨病

E. 低磷血症

116. 患者，女，42岁。诊断为胃溃疡，医师处方雷尼替丁150mg，bid；胶体果胶铋150mg，qid。关于该患者用药的注意事项，正确的有

A. 雷尼替丁可在早晚餐时服用

B. 胶体果胶铋不能与雷尼替丁同时服用，两药联用时需间隔1h以上

C. 胶体果胶铋须餐前1h及睡前给药

D. 服用胶体果胶铋期间，舌苔或大便可能呈无光泽的灰黑色，停药后可恢复正常

E. 雷尼替丁可能引起幻觉、定向力障碍，驾驶员、高空作业者、精密仪器操作者慎用

117. 2岁以下的儿童可使用的止泻药有

A. 蒙脱石

B. 补液盐

C. 洛哌丁胺

D. 消旋卡多曲

E. 双歧杆菌三联活菌

118. 注射型铁剂适用的情况有

A. 铁剂服后胃肠道反应严重而不能耐受者

B. 口服铁剂而不能奏效者

C. 严重消化道疾病患者

D. 不易控制的慢性出血

E. 妊娠后期严重贫血者

119. 患者，男，74岁。1型糖尿病30年，空腹血糖2.9～9.1mmol/L，餐后2小时血糖4.1～10.4mmol/L，该患者可长期应用的治疗药物有

A. 瑞格列奈加基础胰岛素

B. 基础胰岛素加餐时胰岛素

C. 持续皮下胰岛素泵输注

D. 艾塞那肽

E. 长效胰岛素

120. 硝基呋喃类药物的共同特点为

A. 对许多需氧革兰阳性球菌和革兰阴性杆菌均具有一定抗菌作用

B. 对铜绿假单胞菌无活性

C. 细菌对之不易产生耐药性

D. 口服吸收好，用于较重感染

E. 局部用药时，药物接触脓液后仍保持抗菌效能

药学专业知识(二)押题秘卷

答案与解析

押题秘卷(一)答案

1. D	2. E	3. E	4. C	5. E	6. D	7. C	8. C	9. B	10. C
11. E	12. E	13. C	14. E	15. C	16. B	17. A	18. A	19. E	20. B
21. B	22. D	23. C	24. A	25. D	26. C	27. E	28. D	29. C	30. B
31. D	32. A	33. B	34. C	35. A	36. C	37. A	38. C	39. E	40. C
41. A	42. B	43. E	44. E	45. A	46. B	47. D	48. B	49. A	50. B
51. A	52. A	53. A	54. E	55. B	56. A	57. D	58. E	59. B	60. D
61. A	62. E	63. B	64. C	65. B	66. A	67. C	68. B	69. E	70. A
71. E	72. B	73. A	74. B	75. B	76. C	77. D	78. B	79. D	80. A
81. B	82. C	83. D	84. A	85. B	86. D	87. C	88. C	89. A	90. E
91. C	92. B	93. D	94. E	95. B	96. B	97. C	98. D	99. A	100. C
101. D	102. E	103. D	104. A	105. D	106. B	107. E	108. C	109. C	110. B

111. ABCDE	112. BCE	113. ABCDE	114. ABCDE	115. ABDE
116. BCD	117. CDE	118. ABCE	119. ABCDE	120. ABCE

押题秘卷(一)解析

1. 解析:镇静催眠药佐匹克隆禁用于对本药过敏者;失代偿的呼吸功能不全者;重症睡眠呼吸暂停综合征患者;重症肌无力患者;严重肝功能不全者。故本题选 D。

2. 解析:临床对帕金森病的运动症状和非运动症状采取全面综合的治疗。治疗方法和手段包括药物治疗、手术治疗、运动疗法、心理疏导及照料护理等。药物治疗为首选,且是整个治疗过程中的主要治疗手段,手术治疗则是药物治疗的一种有效补充。目前应用的药物治疗只能改善患者的症状,没有药物能够治愈帕金森病或防止其随时间推移而恶化。故本题选 E。

3. 解析:多奈哌齐与伊曲康唑、红霉素等可抑制 CYP3A4 的药物,或与氟西汀、奎尼丁等可抑制 CYP2D6 的药物合用,可增加前者的血浆药物浓度;与利福平、苯妥英钠、卡马西平、奥卡西平等肝药酶诱导剂合用,可降低前者的血浆药物浓度。故本题选 E。

4. 解析:地西泮属于苯二氮䓬类药物,老年人对此类药物较为敏感,服用本类药物后,可产生过度镇静、肌肉松弛作用,觉醒后可发生震颤、颤抖、思维迟缓、运动障碍、认知功能障碍、步履蹒跚、肌无力等“宿醉”现象。故本题选 C。

5. 解析:抑酸药别嘌醇本身不能控制痛风性关节炎的急性炎症症状,不能作为抗炎药使用。因为别嘌醇促使尿酸结晶重新溶解时可再次诱发并加重关节炎急性期症状。别嘌醇必须在痛风性关节炎的急性炎症症状消失后(一般在发作后 2 周左右)方开始应用。服药期间应多饮水,并使尿液呈中性或碱性以利尿酸排泄。故本题选 E。

8. 解析:①糠酸莫米松:婴儿和儿童用本药,应尽可能减少药物用量。②丁酸氢化可的松:婴儿及儿童可使用,但勿长期、大面积使用或采用封包给药,尽量采用最小有效剂量。③曲安奈德:儿童慎用,婴儿不宜使用。④卤米松:2 岁以下婴幼儿连续用药不能超过 7 日,治疗面积不超过体表面积 10%,不应使用封包疗法。⑤环吡酮胺:皮肤真菌感染治疗药。故本题选 C。

9. 解析:阿昔洛韦滴眼液在低温条件下易析出结晶。若有结晶,应将药瓶放置在温水中使其溶解后再使用。故本题选 B。

10. 解析:庆大霉素氟米龙滴眼液的使用注意为长期使用类固醇或抗菌药物治疗,可能会增加继发性真菌或非易感细菌感染,故使用本复方制剂,请勿超过 2 周。故本题选 C。

12. 解析:①青蒿素易透过血 - 脑屏障进入脑组织,故对脑型疟有效。青蒿素、双氢青蒿素、蒿甲醚对疟原虫红内期有强大且快速的杀灭作用,能迅速控制临床发作及症状。②奎宁对红外期无效,长疗程可根治恶性疟,但对恶性疟的配子体亦无直接作用,故不能中断传播。故本题选 E。

13. 解析:在使用奥司他韦治疗期间,应该对患者的自我伤害和谵妄事件等异常行为进行密切监测。奥司他韦不能取代流感疫苗。对肌酐清除率在 10 ~ 30mL/min 的患者,用于治疗和预防的推荐剂量应进行调整。奥司他韦不推荐用于肌酐清除率小于 10mL/min 的患者和严重肾功能衰竭需定期进行血液透析和持续腹膜透析的患者。除非临床需要,在使用减毒活流感疫苗 2 周内不应服用奥司他韦,在服用奥司他韦后 48 小时内不应使用减毒活流感疫苗。因为奥司他韦作为抗病毒药物可能会抑制活疫苗病毒的复制。三价灭活流感疫苗可以在服用奥司他韦前后的任何时间使用。故本题选 C。

14. 解析:核苷(酸)类抗肝炎病毒药不是细胞色素 P450(CYP450)酶系统的底物、抑制剂或诱导剂,同时服用通过抑制或诱导 CYP450 系统而代谢的药物对 NAs 的药代动力学没有影响。而且,同时服用 NAs 对已知的 CYP 底物的药代动力学也没有影响。故本题选 E。

16. 解析:袢利尿药可以通过对血管的调节作用影响血流动力学,舒张静脉血管。对心力衰竭的患者,在其利尿作用发生前就能产生有效的血管扩张作用。呋塞米和依他尼酸能迅速增加全身静脉血容量,降低左室充盈压,减轻肺淤血。故本题选 B。

17. 解析:袢利尿药增加盐和水的排泄,因而加强集合管 K^+ 和 H^+ 的分泌,导致低钾血症。低血钾可增强强心苷对心脏的毒性,对肝硬化患者可能诱发肝性昏迷。故应注意及时补充钾盐或加服保钾利尿药。故本题选 A。

19. 解析:①奥沙利铂与顺铂、卡铂的作用位点一致,但形成的复合体体积庞大,能更有效地抑制 DNA 的合成,有更强的细胞毒作用。②顺铂与 DNA 的结合呈双相性,快相结合需 15 分钟,慢相结合需 4~8 小时;而奥沙利铂在 15 分钟内完成全部 DNA 的结合。③奥沙利铂可特异性与红细胞结合,产生蓄积性,但不引起贫血。④奥沙利铂与顺铂、卡铂无交叉耐药性。故本题选 E。

22. 解析:西咪替丁最早上市,不良反应相对较多,特别是它具有轻度抗雄性激素作用,可出现脂质代谢异常、高催乳素血症、血浆睾酮水平下降和促性腺激素水平增加,长期用药可出现男性乳房肿胀、胀痛及女性溢乳等,而雷尼替丁和法莫替丁对性激素的影响较轻。故本题选 D。

23. 解析:双胍类——二甲双胍,肥胖首选;胰岛素增敏剂——吡格列酮,降低空腹血糖;α-葡萄糖苷酶抑制剂——伏格列波糖,适用于餐后血糖升高;磺酰脲类促胰岛素分泌药——格列吡嗪,刺激胰岛 B 细胞分泌胰岛素;胰高血糖素样肽-1 受体激动剂——利拉鲁肽,通过中枢性的食欲抑制,减轻体重。故本题选 C。

25. 解析:肾上腺糖皮质激素类药物的共同药理作用具体如下:①抗炎作用:糖皮质激素能抑制炎症,减轻充血、降低毛细血管的通透性,抑制炎症细胞向炎症部位移动,阻止炎症介质,抑制炎症后组织损伤的修复等。②免疫抑制作用:糖皮质激素可影响免疫反应的多个环节,包括可抑制巨噬细胞吞噬功能,降低网状内皮系统消除颗粒或细胞的作用,还可降低自身免疫性抗体水平。基于以上抗炎及免疫抑制作用,可缓解过敏反应及自身免疫性疾病的症状,对抗异体器官移植的排异反应。③抗毒素作用:糖皮质激素能提高机体对有害刺激的应激能力,减轻细菌内毒素对机体的损害,缓解毒血症症状,也能减少内热原的释放,对感染毒血症的高热有退热作用。④抗休克作用:糖皮质激素解除小动脉痉挛,增强心肌收缩力,改善微循环,对中毒性休克、低血容量性休克、心源性休克都有对抗作用。⑤影响代谢:糖皮质激素可增高肝糖原,升高血糖;提高蛋白质的分解代谢;可改变身体脂肪的分布,形成向心性肥胖;可增强钠离子再吸收及钾、钙、磷的排泄。⑥影响血液和造血系统的作用:糖皮质激素使红细胞和血红蛋白含量增加,大剂量可使血小板增多并提高纤维蛋白原浓度,缩短凝血时间。此外,可使血液中嗜酸性粒细胞及淋巴细胞减少。⑦其他:糖皮质激素还具有减轻结缔组织病的病理增生、提高中枢神经系统的兴奋性及促进胃酸及胃蛋白酶分解等作用。故本题选 D。

26. 解析:丙硫氧嘧啶的药理作用与作用机制、作用特点有:①丙硫氧嘧啶能抑制过氧化酶系统,使摄入甲状腺细胞内的碘化物不能氧化成活性碘,酪氨酸不能碘化;一碘酪氨酸和二碘酪氨酸的缩合过程受阻,以致不能生成甲状腺激素。由于本品不能直接对抗甲状腺激素,待已生成的甲状腺激素耗竭后才能产生疗效,故作用较慢。本品在甲状腺外能抑制 T_4 转化为 T_3。②丙硫氧嘧啶口服易吸收,分布于全身,服后 20~30 分钟达甲状腺。60% 在肝内代谢。$t_{1/2}$ 为 2 小时。本品可通过胎盘和乳汁排出。故本题选 C。

27. 解析:①胰岛素可增加葡萄糖的利用,能加速葡萄糖的无氧酵解和有氧氧化,促进肝糖原和肌糖原的合成和贮存,抑制糖原分解和糖异生,因而能使血糖降低。②促进脂肪的合成,抑制脂肪分解,使酮体生成减少,纠正酮症酸血症的各种症状。③能促进蛋白质的合成,抑制蛋白质分解。④胰岛素和葡萄糖合用时,还可促使钾从细胞外液进入组织细胞内。故本题选 E。

28. 解析:①口服抗凝血药、水杨酸盐、磺胺类药、甲氨蝶呤可与胰岛素竞争血浆蛋白,使血中游离胰岛素升高,增强胰岛素的作用。②口服降血糖药与胰岛素有协同作用。③蛋白同化激素能减低葡萄糖耐量,增强胰岛素作用。④肾上腺皮质激素、甲状腺素、生长激素能升高血糖,合用时能对抗胰岛素的降血糖作用。⑤β 受体阻滞剂可阻断肾上腺素的升高血糖反应,干扰机体调节血糖功能,与胰岛素合用时,要注意调整剂量,否则易引起低血糖。⑥乙醇能直接导致低血糖,应避免酗酒和空腹饮酒。故本题选 D。

29. 解析:阿司匹林已经成为心血管事件一、二级预防的"基石",无禁忌证不进行溶栓、脑卒中或缺血性脑卒中的患者均应长期服用阿司匹林,每日75～150mg,作为二级预防,冠心病中后期应尽早开始使用阿司匹林,溶栓患者应在溶栓24h后使用阿司匹林,对所有诊断为阿司匹林过敏或不耐受的患者,氯吡格雷可以替代阿司匹林,也可与阿司匹林联合应用。应该避免长期合用质子泵抑制剂,以免加重溃疡的发生。故本题选C。

30. 解析:ACEI类最常见不良反应为干咳,多见于用药初期,症状较轻者可坚持服药,不能耐受者可改用ARB类。故本题选B。

31. 解析:适应证:①作为二级预防,降低心肌梗死死亡率。②高血压(单独或与其他抗高血压药合用)。③劳力型心绞痛。④控制室上性快速心律失常、室性心律失常,特别是与儿茶酚胺有关或洋地黄引起的心律失常。可用于洋地黄疗效不佳的房扑、房颤心室率的控制,也可用于顽固性期前收缩,改善患者的症状。⑤减低肥厚型心肌病流出道压差,减轻心绞痛、心悸与昏厥等症状。⑥配合α受体阻滞剂用于嗜铬细胞瘤患者控制心动过速。用于控制甲状腺功能亢进症的心率过快,也可用于治疗甲状腺危象。禁忌:①支气管哮喘。②心源性休克。③心脏传导阻滞(二至三度房室传导阻滞),重度或急性心力衰竭。④窦性心动过缓。故本题选D。

33. 解析:根据题干患者应选用M受体阻滞剂,异丙托溴铵为此类药物。沙丁胺醇为β_2受体激动剂,茶碱为白三烯受体阻滞剂。故本题选B。

35. 解析:噻替派的特点有:①主要用于乳腺癌、卵巢癌、癌性体腔积液的腔内注射、膀胱癌的局部灌注、胃肠道肿瘤。②本品对酸不稳定,不能口服,且在胃肠道中吸收较差,必须静脉或肌内注射。故本题选A。

36. 解析:依托泊苷可抑制机体免疫防御机制,使疫苗接种不能激发人体抗体产生,从而增加活疫苗所致感染的危险,故禁止同时接种活疫苗(如轮状病毒疫苗)。处于缓解期的白血病患者,化疗结束后间隔至少3个月才能接种活疫苗。故本题选C。

37. 解析:抗代谢抗肿瘤药包括:①二氢叶酸还原酶抑制剂,如甲氨蝶呤、培美曲塞。②胸腺核苷合成酶抑制剂,如氟尿嘧啶、卡培他滨。③嘌呤核苷合成酶抑制剂,如巯嘌呤、硫鸟嘌呤。④核苷酸还原酶抑制剂,如羟基脲。⑤DNA多聚酶抑制剂,如阿糖胞苷、吉西他滨。故本题选A。

38. 解析:正在接受其他氟尿嘧啶类抗肿瘤药治疗(包括联合治疗)的患者禁用替吉奥;正在接受氟胞嘧啶治疗的患者禁用替吉奥。替吉奥胶囊停药后,如需要服用其他的氟尿嘧啶类抗肿瘤药或氟胞嘧啶抗真菌药,必须有至少7日的洗脱期;其他氟尿嘧啶类抗肿瘤药或氟胞嘧啶抗真菌药停用后,考虑到之前药物的影响,如使用替吉奥胶囊,必须有适当的洗脱期。故本题为C。

39. 解析:长春碱类作用机制为与微管蛋白结合,抑制微管聚合,从而使纺锤丝不能形成,细胞有丝分裂停止于中期,属细胞周期特异性药物,主要作用于M期细胞。干扰转录过程和阻止RNA合成的药物(如柔红霉素)、破坏DNA的铂类化合物(如奥沙利铂)、干扰核酸生物合成的药物(如甲氨蝶呤、氟尿嘧啶)均属于细胞增殖周期非特异性抑制剂。故本题选E。

40. 解析:抗雄激素类药的代表药为氟他胺。该药是一种非甾体的雄激素拮抗剂,适用于晚期前列腺癌患者。其作用机制为此药与雄激素竞争肿瘤部位的雄激素受体,抑制组织细胞对雄激素的摄取,抑制雄激素与靶器官的结合。故本题选C。

[41～42]解析:①锥体外系不良反应:是典型抗精神病药物最常见的不良反应,包括急性肌张力障碍、震颤、类帕金森综合征、静坐不能及迟发性运动障碍,与阻断多巴胺D_2受体密切相关。高效价的第一代抗精神病药物最容易引起锥体外系反应,而第二代抗精神病药物较少引起此不良反应,且药物之间存在比较大的差异。故41题选A。②代谢紊乱:抗精神病药物引起的体重增加及糖脂代谢异常等代谢综合征的症状目前已成为药物治疗中需要重视的问题,也是第二代抗精神病药物常见的不良反应,严重影响患者服药的依从性,同时在很大程度上增加了患心血管疾病和糖尿病的风险。第二代抗精神病药物比第一代抗精神病药物更易引起代谢综合征。故42题选B。

[43～44]解析:①左乙拉西坦是一种广谱抗癫

痫发作药,被批准在以下情况中作为辅助治疗:儿童及成人癫痫患者的局灶性发作、12 岁及以上青少年肌阵挛性癫痫患者的肌阵挛性癫痫发作,以及 6 岁及以上特发性全面性癫痫患者的原发性全面强直-阵挛性癫痫发作。该药的最常见不良反应为镇静。故 43 题选 E。②治疗剂量范围内左乙拉西坦及其主要代谢物,既不是人体肝脏细胞色素 P450、环氧化酶或尿苷二磷酸-葡萄糖苷酶的抑制剂,也不是它们具有高亲和力的底物。因此,不易出现药代动力学相互作用。同时,左乙拉西坦血浆蛋白结合率低,不易产生因与其他药物竞争蛋白结合位点所致临床显著性的相互作用。故 44 题选 E。

[45~46]解析:①甲氨蝶呤(MTX):抑制细胞内二氢叶酸还原酶,使嘌呤合成受抑,同时具抗炎作用。故 45 题选 A。②柳氮磺吡啶为磺胺类抗菌药。属口服不易吸收的磺胺药,吸收部分在肠微生物作用下分解成 5-氨基水杨酸和磺胺吡啶,从而抑制前列腺素的合成及其他炎症介质白三烯的合成,从而发挥抗炎、抗风湿的作用。故 46 题选 B。

[47~49]解析:①金刚烷胺和抗精神病药、多潘立酮、甲基多巴、丁苯那嗪、甲氧氯普胺等合用可增加锥体外系不良反应的风险。故 47 题选 D。②金刚烷胺和美金刚合用增加中枢神经系统毒性(建议避免合用)。故 48 题选 B。③金刚烷胺与抗胆碱药(题目中的阿托品)合用可增加抗胆碱不良反应的危险。故 49 题选 A。

[54~55]解析:①垂体后叶素,从动物脑神经垂体中提取,其成分除含有缩宫素(催产素)外,还因含加压素量较多(抗利尿激素可致血压升高),故现产科已少用。故 54 题选 E。②麦角新碱不仅对子宫底,而且对子宫颈部有很强的收缩作用,剂量稍大即产生强直性收缩。故不适用于催产或引产。故 55 题选 B。

[58~59]解析:①维生素 K 是一类具有萘醌结构和凝血作用的化合物的总称,是肝脏合成凝血酶原(因子Ⅱ)的必需物质,并参与凝血因子Ⅶ、Ⅸ、Ⅹ,以及蛋白 C 和蛋白 S 的合成。故 58 题选 E。②维生素 A 在体内具有多种重要功能。对视网膜的功能起重要作用,对上皮组织的生长和分化显然是必需的,也为骨骼生长、生殖和胚胎发育所需要。它还对各种细胞膜具有稳定作用,从而对膜的通透性起调节作用。故 59 题选 B。

[62~64]解析:噻嗪类利尿剂氯噻酮、吲达帕胺对血钾的影响很小,吲达帕胺不良反应较噻嗪类轻,高尿酸血症的发生率也低于噻嗪类。对糖耐量和脂质代谢无不良影响。故 62 题选 E。依他尼酸不含有磺酰胺基,则很少引起过敏反应,故磺胺过敏者适用。故 63 题选 B。呋塞米口服,成人,用于水肿性疾病,起始 20~40mg,每日 1 次,必要时 6~8h 后追加 20~40mg,直至出现满意利尿效果。最大剂量虽可达 1 日 600mg,但一般应控制在 100mg 以内,分 2~3 次服,以防过度利尿和不良反应发生。故 64 题选 C。

[65~67]解析:①所有的烷化剂(如环磷酰胺)都是通过与细胞中 DNA 发生共价结合,使其丧失活性或使 DNA 分子发生断裂,导致肿瘤细胞死亡。故 65 题选 B。②铂类化合物(如奥沙利铂)可与 DNA 结合,破坏其结构与功能,使肿瘤细胞 DNA 复制停止,阻碍细胞分裂。故 66 题选 A。③博来霉素在与 DNA 作用时,左边的部分和金属铁离子(Fe^{2+})形成螯合物,从而激活博来霉素;其右边部分的平面二噻唑环与 DNA 的小沟中特定的部分结合,导致 DNA 裂解,达到治疗肿瘤的目的。故 67 题选 C。

[70~72]解析:保护肝细胞结构和功能的药物,能够改善受损害肝细胞代谢功能,促进肝细胞再生,抑制肝纤维增生,降低高胆红素血症,增强肝脏解毒功能,达到改善肝脏病理、改善肝脏功能的目的。常用药品包括促进代谢类药物及维生素、必需磷脂类、解毒类药、抗炎类药、降酶药、利胆药。①促进代谢类药物及维生素(门冬氨酸钾镁、各种氨基酸制剂、各种水溶性维生素)可促进物质代谢和能量代谢,保持代谢所需各种酶的活性。②必需磷脂类(多烯磷脂酰胆碱)作为细胞膜的重要组分,特异性地与肝细胞膜结合,促进肝细胞膜再生,协调磷脂和细胞膜功能,降低脂肪浸润,增强细胞膜的防御能力,起到稳定、保护、修复细胞膜的作用。故 70 题选 A。③解毒类药(还原型谷胱甘肽、硫普罗宁、葡醛内酯)可以提供巯基或葡萄糖醛酸,增强解毒功能。故 71 题选 E。④抗炎类药(甘草甜素制剂,如复方甘草甜素、甘草酸二铵、异甘草酸镁)通过各种机制发挥抗炎作用,有类似激素的作用。⑤利胆药(腺苷蛋氨酸、熊去氧胆酸)可促进胆汁分

泌,减轻胆汁淤滞。⑥降酶药(联苯双酯、双环醇片)特点是降低血清丙氨酸氨基转移酶(ALT)作用肯定,但对天冬氨酸氨基转移酶(AST)作用不明显。故72题选B。

[75~77]解析:①来自膳食或皮肤合成的维生素D不具有生物活性,需要由酶催化成有活性的代谢产物。维生素D在肝脏中被酶催化成25-羟基维生素D,这是维生素D在血液循环中的主要形式。故75题选B。然后在肾脏中被催化成1,25-二羟维生素D,这是维生素D的活性形式。故76题选C。②阿法骨化醇口服经小肠吸收后,在肝内经25-羟化酶作用下转化为体内生物活性最强的骨化三醇,参与骨形成和骨吸收的代谢调节。故77题选D。

[78~79]解析:①唑来膦酸主要以原形经肾脏排泄,终末消除相的时间较长,滴注后2~28日内在血浆中仍保持较低浓度,终末消除半衰期为146小时。故78题选B。②依替膦酸二钠正常成人一次口服20mg/kg,1小时后血清中浓度达到最高2.2pg/L,血浆半衰期为2小时,24小时后为0.03mg/mL,连续服药7日未见蓄积倾向。吸收率约为6%,进入体内后在骨及肾脏中浓度最高,随尿液排出8%~16%,随粪便排出82%~94%。故79题选D。

[85~87]解析:①β受体阻滞剂:可抑制心肌重构,改善临床左室功能,进一步降低总死亡率、降低心脏猝死率。因此,所有慢性收缩性心力衰竭、心功能Ⅰ~Ⅲ级的患者都必须使用。故85题选B。②血管紧张素受体脑啡肽酶抑制剂(ARNI):已用指南推荐剂量或达到ACEI/ARB最大耐受剂量后,收缩压>95mmHg,NYHA心功能Ⅱ~Ⅲ级、仍有症状的HFrEF患者,可用ARNI替代ACEI/ARB。代表药物:沙库巴曲缬沙坦。故86题选D。③伊伐布雷定:已使用ACEI/ARB/ARNL、β受体阻滞剂、醛固酮受体阻滞剂,β受体阻滞剂已达到目标剂量或最大耐受剂量,心率仍≥70次/分;对β受体阻滞剂禁忌或不能耐受者,使用伊伐布雷定。故87题选C。

[88~90]解析:ACEI类除卡托普利的半衰期较短,需一日给药2~3次,多数ACEI可每日给药1次,对于使用依那普利、贝那普利和雷米普利较大剂量的患者,可一日分2次给药,以维持24h有效作用。故88题选C。大部分ACEI及其代谢产物主要经肾排泄,故肾功能异常时(肌酐清除率≤30mL/min,部分<60mL/min)需要调小剂量或禁止使用;福辛普利经肝和肾排泄,肾功能不全时无须调整剂量。故89题选A。肝功能损害时,无须调整赖诺普利、培哚普利的剂量。故90题选E。

[96~98]解析:本题考查抗逆转录病毒药物的药理作用与作用机制。①核苷类药物(去羟基苷)自然底物三磷酸脱氧腺苷竞争,以及掺入至病毒DNA,终止DNA链的延长,从而起抗病毒作用。司他夫定是胸苷核苷类似物,通过细胞激酶磷酸化,形成司他夫定三磷酸盐而发挥抗病毒活性。②核苷类逆转录酶抑制剂是抑制HIV的逆转录酶,而这一过程导致链合成的终止并打断病毒复制的循环。③非核苷类逆转录酶抑制剂奈韦拉平与HIV-1的逆转录酶直接结合并通过破坏该酶的催化位点来阻断RNA依赖和DNA依赖的DNA聚合酶的活性。故96题选B。④蛋白酶抑制剂抑制纯化的HIV-1和HIV-2蛋白酶,如茚地那韦与蛋白酶的活性部位直接结合,是蛋白酶的竞争性抑制剂,这种竞争性结合阻碍了病毒颗粒成熟过程中病毒前体多蛋白的裂解过程,由此产生的不成熟的病毒颗粒不具有感染性,无法建立新一轮感染。故97题选C。⑤整合酶抑制剂可抑制HIV整合酶的催化活性,这是一种病毒复制所必需的HIV编码酶,抑制整合酶可防止感染早期HIV基因组共价插入或整合到宿主细胞基因组上。整合失败的HIV基因组无法引导生成新的感染性病毒颗粒,因此抑制整合可预防病毒感染的传播。故98题选D。

[99~100]解析:①柔红霉素与有心脏毒性和作用于心脏的药物如氧烯洛尔合用,可加重心脏毒性,应在治疗过程中特别监测心功能。故99题选A。②多柔比星与柔红霉素、长春新碱和放线菌素D呈现交叉耐药性。故100题选C。

101.解析:①哮喘急性发作时,吸入的药物到达小气道的量可能会减少,故患者应首先使用快速、短效的支气管扩张剂(如沙丁胺醇)、全身性糖皮质激素和抗组胺药。②沙美特罗吸入给药10~20min开始起效,支气管扩张作用持续12h,不适用于缓解支气管痉挛的急性症状,适用于慢性支气管哮喘的预防和维持治疗,特别适用于防治夜间哮喘发作,也用于慢性阻塞性肺疾病伴气道痉挛的治疗。③白三烯受体阻滞剂(如孟鲁司特)的起效缓慢,一般连续应用4周后才见疗效,仅适用于轻、中度哮喘和稳定期的控制,或合用以减少糖皮质激素和 β_2 受体激动剂的剂量。在治疗急性哮喘上,白三烯受体阻滞剂疗效尚未确定,不宜应用于急性发作的治疗或解除哮喘急性发作时的支气管痉挛,不宜突然代替糖皮质激素。④噻托溴铵干粉吸入剂从肺吸收,作为长效M胆碱受体阻滞剂,不适用于缓解急性支气管痉挛,适用于可逆性气道阻塞的维持治疗和COPD。⑤吸入性糖皮质激素(如布地奈德)为控制呼吸道炎症的预防性用药,起效缓慢且须连续和规律地应用2日以上方能充分发挥作用,仅能较低程度地起到应急性支气管扩张作用,且给药后需要一定的潜伏期,在哮喘发作时不能立即奏效,不适宜用于急性哮喘者,不应作为哮喘急性发作的首选药。故本题选D。

102. 解析:β_2 受体激动剂可能会引起低钾血症,与黄嘌呤衍生物、肾上腺皮质激素、利尿药合用及缺氧都可能增加低钾血症的发生,因此,在这种情况下需监测血钾水平。应告诫患者有诱发低血钾而造成心律不齐的可能性,特别是联用洋地黄类药物患者。故本题选E。

103. 解析:根据表现,患者现阶段的治疗从急性期治疗过渡到预防和长期治疗。白三烯受体阻滞剂适用于哮喘的长期治疗和预防。对接受吸入型肾上腺皮质激素治疗的哮喘患者加用白三烯调节剂后,应在医生指导下根据患者的耐受情况适当减少肾上腺皮质激素的剂量。有些患者可逐渐减量直至完全停用吸入型肾上腺皮质激素,但不应当用白三烯调节剂突然替代吸入型肾上腺皮质激素。故本题选D。

104. 解析:苯妥英钠禁用于对苯妥英钠有过敏史或阿-斯综合征、二至三度房室传导阻滞、窦房传导阻滞、窦性心动过缓等心功能损害者。故本题选A。

105. 解析:患有癫痫病史的患者,只能在已有1年无发作,或已确定在3年中只在睡眠时发作而无觉醒发作时,才有可能驾驶轿车或小型货车(绝不可驾大货车或大轿车等车辆及运营车辆);有晕厥的患者不应驾驶或操作机械。患者不要在撤用抗癫痫药物期间开车,而应于撤药后6个月再驾车(不是3个月)。故本题选D。

111. 解析:袢利尿药抑制 Na^+ 和 Cl^- 的重吸收,还可以影响其他离子的排泄,包括 K^+ 的排泄增加;Ca^{2+}、Mg^{2+} 的排泄增加。大剂量的呋塞米也可以抑制近曲小管的碳酸酐酶活性,使 HCO_3^- 排出增加。故本题选ABCDE。

112. 解析:抗癫痫药应长期、规则应用,剂量一般从低剂量开始,直到最佳剂量最佳疗效。给药的次数要根据该药血浆半衰期来确定。抗癫痫药在儿童体内的代谢比成人要快,因此儿童患者使用此类药需要更频繁地调整剂量并要按体重计算给药量。抗癫痫药应在神经内科医师指导下停药。接受几种抗癫痫药治疗时,不能同时停,只能先停一种药,无碍时再停另一种。除非必需,应避免突然停药,尤其是巴比妥类及苯二氮䓬类药。因为突然停药可使癫痫发作加重。减少剂量应循序渐减。驾驶员、妊娠及哺乳期妇女要慎用。故本题选BCE。

113. 解析:抗帕金森药的不良反应、药物相互作用及临床应用注意。①左旋多巴的不良反应主要由于用药时间较长、外周产生的多巴胺过多引起。②苯海索与金刚烷胺、抗胆碱药、单胺氧化酶抑制药帕吉林及丙卡巴肼合用时,可加强抗胆碱作用,并可发生麻痹性肠梗阻。③苯海索严重的不良反应主要是停药后可出现戒断症状,包括焦虑、心动过速、直立性低血压、因睡眠质量差而导致的颓废,还可发生锥体外系综合征及一过性精神症状恶化。④老年人长期应用易促发青光眼。⑤恩他卡朋在胃肠道能与铁形成螯合物,本药和铁制剂的服药间隔至少应为2~3小时。故本题选ABCDE。

114. 解析:伊立替康禁用于对本品过敏者、慢性肠炎或肠梗阻患者、胆红素超过正常值上限15倍患者、严重骨髓功能衰竭患者、WHO行为状态评分 > 2患者、妊娠及哺乳期妇女。故本题选ABCDE。

115. 解析:氢氧化铝是典型且常用的抗酸药,具有抗酸、吸附、局部止血和保护溃疡面等作用。氢氧化铝与胃酸作用时,产生的氧化铝有收敛作用,可局部止血,但是也有可能引起便秘。氢氧化铝还与胃液混合,形成凝胶,覆盖在溃疡表面,形成一层保护膜,起机械保护作用。故本题选 ABDE。

116. 解析:熊去氧胆酸的适应证与临床应用注意。①适应证:固醇性胆囊结石,必须是 X 射线能穿透的结石,同时胆囊收缩功能须正常;胆汁淤积性肝病(如原发性胆汁性肝硬化);胆汁反流性胃炎。②急性胆囊炎和胆管炎禁用;胆道阻塞(胆总管和胆囊管)禁用;严重肝功能减退者禁用;如果胆囊不能在 X 射线下被看到、胆结石钙化、胆囊不能正常收缩,以及经常性胆绞痛等不能使用熊去氧胆酸。溶石治疗一般需 6 ~ 24 个月,服用 12 个月后结石未见变小者,停止服用。故本题选 BCD。

117. 解析:生长抑素的不良反应有:①快速静脉注射时可见干呕、面部潮红和短期的血压升高,这些现象可以通过缓慢注射(超过 1 分钟)加以避免。②有时可见腹痛、胃痉挛、恶心呕吐、眩晕、腹泻和面部潮红,以及全身发痒。③由于本品对胰高血糖素的分泌具有阻滞作用,因此开始使用本品时会出现血糖降低及低血糖风险。④在使用本品治疗期间,偶见可治愈的呼吸抑制现象、血小板浓度(血小板计数减少)显著减少、室性早搏、低尿钠、低渗昏迷。故本题选 CDE。

118. 解析:①用药期间应定期监测白细胞计数和分类计数,最初 3 个月每 2 周监测 1 次,若白细胞计数过低,暂停用本品。②每月查 1 次尿蛋白,用本品时如蛋白尿逐渐增多,暂停本品或减少用量。③若出现血管神经性水肿,应停用本品,迅速皮下注射肾上腺素 0.3 ~ 0.5mL。④ACEI 类最常见不良反应为干咳,多见于用药初期,症状较轻者可坚持服药,不能耐受者可改用 ARB 类。故本题选ABCE。

119. 解析:青霉素类可在胸腔液、心包液、腹腔液、滑液及尿液中达到治疗浓度。所有青霉素类的胆汁浓度都比相应的血清浓度高;萘夫西林、氨苄西林及哌拉西林的胆汁浓度非常高。故本题选 ABCDE。

120. 解析:亚胺培南西司他丁的适应证、临床应用注意。由于本品可能导致惊厥等严重中枢神经系统不良反应,不宜用于中枢神经系统感染。故本题选 ABCE。

押题秘卷(二)答案

1. C	2. D	3. A	4. C	5. D	6. B	7. E	8. E	9. B	10. A
11. B	12. A	13. D	14. A	15. E	16. A	17. E	18. E	19. D	20. A
21. B	22. C	23. C	24. B	25. A	26. D	27. E	28. C	29. D	30. D
31. B	32. E	33. E	34. E	35. C	36. D	37. A	38. A	39. E	40. C
41. B	42. C	43. D	44. D	45. E	46. C	47. E	48. D	49. A	50. B
51. A	52. B	53. B	54. C	55. C	56. D	57. A	58. B	59. A	60. C
61. D	62. B	63. A	64. E	65. C	66. B	67. C	68. D	69. C	70. A
71. A	72. A	73. D	74. B	75. C	76. B	77. D	78. B	79. A	80. D
81. B	82. C	83. E	84. A	85. B	86. A	87. C	88. C	89. A	90. D
91. E	92. C	93. D	94. B	95. C	96. A	97. A	98. D	99. A	100. B
101. A	102. A	103. A	104. D	105. C	106. E	107. E	108. A	109. C	110. D

111. ABCDE	112. ABCD	113. ABCDE	114. BDE	115. ABC
116. ACDE	117. ABCDE	118. ABCDE	119. ADE	120. ABCDE

押题秘卷(二)解析

1. 解析:中枢镇静催眠药包括苯二氮䓬类(地西泮、氟西泮、氯硝西泮、劳拉西泮、阿普唑仑),巴比妥类(苯巴比妥、异戊巴比妥),醛类(水合氯醛),环吡咯酮类及其他非苯二氮䓬类(佐匹克隆、唑吡坦)和褪黑素类(雷美替胺)。故本题选C。

2. 解析:苯妥英钠为肝药酶诱导剂,与糖皮质激素、含雌激素的口服避孕药、促皮质激素、环孢素、左旋多巴、卡马西平等合用时,加速这些药物代谢,降低这些药物的疗效。与香豆素类抗凝血药(华法林)、氯霉素、异烟肼等药合用时,使苯妥英钠的血浆药物浓度增高,从而增强苯妥英钠的疗效或引起不良反应。苯妥英钠与大量抗精神病药或三环类抗抑郁药合用可能会诱发癫痫发作。故本题选D。

3. 解析:目前临床用于脑功能改善及抗记忆障碍的药物,按其作用机制可分为酰胺类中枢兴奋药(吡拉西坦、茴拉西坦、奥拉西坦),乙酰胆碱酯酶抑制剂(石杉碱甲、多奈哌齐、利斯的明、卡巴拉汀、利斯的明、加兰他敏),其他类(胞磷胆碱钠、艾地苯醌、银杏叶提取物)。酰胺类中枢兴奋药可作用于大脑皮质,激活、保护和修复神经细胞,改善各种类型的脑缺氧和脑损伤,提高学习和记忆能力;同时本类药物可促进突触前膜对胆碱的再吸收,影响胆碱能神经元兴奋传递,促进乙酰胆碱合成。故本题选A。

4. 解析:NSAID的解热作用可能通过作用于下视丘脑体温调节中枢,抑制中枢前列腺素的合成,引起外周血管扩张,皮肤血流增加,出汗,使散热增加而起解热作用。这类药物只能使发热者的体温下降,而对正常体温没有影响。故本题选C。

5. 解析:别嘌醇是常用的抑制尿酸生成药。其抗痛风的作用机制是:①抑制黄嘌呤氧化酶,阻止次黄嘌呤和黄嘌呤代谢为尿酸,从而减少尿酸的生成,降低血尿酸和尿尿酸含量。②防止尿酸形成结晶并沉积在关节及其他组织内,有助于痛风患者组织内尿酸结晶重新溶解。故本题选D。

6. 解析:NSAID主要通过抑制炎症细胞的花生四烯酸代谢过程中的环氧酶(COX),减少炎症介质,从而抑制前列腺素和血栓素的合成。在炎症部位前列腺素(PG)具有的血管扩张作用促使局部组织充血肿胀,前列腺素E又可增强该处受损组织痛觉的敏感度,构成炎症部位肿痛等炎症症状。当COX被NSAID抑制后,各类前列腺素的合成减少,临床肿痛症状得以改善。故本题选B。

7. 解析:①中枢性镇咳药通常可透过胎盘屏障,使胎儿成瘾,引起新生儿的戒断症状(啼哭、打喷嚏、打呵欠、腹泻、呕吐等),呼吸抑制,故妊娠期妇女禁用。②可待因系麻醉药品,具有成瘾性,采购、运输、储存、处方开具、使用等环节必须遵守麻醉药品相关管理规定。③喷托维林禁用于2岁以下儿童。④胺碘酮可提高右美沙芬的血药浓度。⑤新生儿和儿童通常耐受福尔可定,一般不引起便秘和消化功能紊乱。故本题选E。

8. 解析:β_2受体激动剂的药理作用与作用机制:β_2肾上腺素受体激动剂,简称β_2受体激动剂,主要通过呼吸道平滑肌和肥大细胞等细胞膜表面的β_2受体激活腺苷酸环化酶,使细胞内的cAMP含量增加,游离Ca^{2+}减少,从而松弛支气管平滑肌,减少肥大细胞和嗜碱性粒细胞脱颗粒及介质的释放,降低微血管的通透性,增加气道上皮纤毛的摆动,缓解哮喘症状。故本题选E。

10. 解析:①制霉菌素的适应证:用于治疗皮肤、黏膜念珠菌病。口服治疗肠道或食管念珠菌病,局部用药治疗口腔念珠菌病、阴道念珠菌病和皮肤念珠菌病。②克霉唑的适应证:外用治疗由皮肤癣菌,如红色毛癣菌、须癣毛癣菌、絮状表皮癣菌和犬小孢子菌等所致的浅表皮肤真菌感染,如手癣、足癣、体癣、股癣;亦可用于头癣;外用于白色念珠菌等所致的皮肤念珠菌感染和念珠菌性外阴阴道炎。外用于马拉色菌属所致的花斑癣。③联苯苄唑、特比萘芬、环吡酮胺的适应证均同克霉唑。故本题选A。

12. 解析:广谱抗病毒药更昔洛韦(GCV)对疱疹病毒具有广谱抑制作用,对巨细胞病毒作用最强,对1、2型单纯疱疹病毒(HSV-1、HSV-2)、水痘-带状疱疹病毒(VZV)和EB病毒有效。主要用于单纯疱疹性角膜炎。故本题选 A。

14. 解析:①溴隐亭口服吸收迅速,但由于肝脏的首过效应,使其吸收不完全,仅为 28%。口服后 60 分钟显效,2 ~3 小时达高峰。与血浆蛋白结合率 90% ~96%,全部在肝脏代谢,约 90% 由胆汁排出。血浆半衰期为 3 小时左右,疗效维持约 14 小时。本品口服后个体差异较大。②溴隐亭用于治疗闭经或乳溢,可产生短期疗效,但不宜久用。治疗期间可以妊娠,如需计划生育,应使用不含雌激素的避孕药或其他措施。消化道溃疡患者慎用。故本题选 A。

18. 解析:膀胱过度活动症(OAB)由尿急、急迫性尿失禁(UUI)、尿频、夜尿四个密切相关的症状组成。它严重影响患者的心理、社会活动和生活质量。对其治疗的药物包括 M 胆碱受体阻滞药(抗毒蕈碱药物)和 β_3 肾上腺素受体激动剂(二线治疗)、A 型肉毒杆菌毒素注射(三线治疗);以行为治疗为主的非药物治疗属一线治疗,行为治疗、改变生活方式和患者教育无效时可以考虑药物治疗。故本题选 E。

19. 解析:A 型肉毒杆菌毒素可减少神经元囊泡释放乙酰胆碱,使平滑肌或横纹肌暂时麻痹。用于一线和二线治疗效果不佳的难治性膀胱过度活动症和神经源性膀胱过度活动症状,可将 A 型肉毒杆菌毒素(100U)逼尿肌多点注射作为三线治疗方案。不良反应主要有排尿困难、血尿、尿路感染和尿潴留等。故本题选 D。

22. 解析:枸橼酸铋钾有效成分是三钾二枸橼酸铋,在胃的酸性环境中形成弥散性的保护层覆盖于溃疡面上,阻止胃酸、酶及食物对溃疡的侵袭,还可降低胃蛋白酶活性,增加黏蛋白分泌,促进黏膜释放前列腺素,从而保护胃黏膜。对幽门螺杆菌具有杀灭作用。铋在胃中形成不溶性沉淀,仅有少量铋(少于 1%)在肠道吸收。故本题选 C。

23. 解析:雷尼替丁可减少肝脏血流,因而与普萘洛尔、利多卡因等代谢受肝血流量影响较大的药物合用时,可延长这些药物的作用。与苯妥英钠合用时,后者血药浓度可升高。有研究表明,雷尼替丁可增加糖尿病患者口服磺酰脲类降糖药(如格列吡嗪和格列本脲)的降糖作用,有引起严重低血糖的危险。但也有致格列本脲作用减弱的报道。故合用时应警惕可能发生的低血糖或高血糖。建议糖尿病患者最好避免同时应用雷尼替丁和磺酰脲类降糖药。故本题选 C。

25. 解析:①普通肝素(肝素钠)治疗窗窄,实现充分抗凝又不发生出血的难度较大。②低分子量肝素(达肝素钠、依诺肝素钠、那屈肝素钙、贝米肝素钠)剂量与抗凝反应之间的相关性更好,可以固定剂量给药,无须实验室监测。故本题选 A。

26. 解析:CYP2C19 参与活性代谢产物和中间代谢产物 2 - 氧基 - 氯吡格雷的形成。在一项 CYP2C19 代谢型受试者组(超快代谢、快代谢、中间代谢、慢代谢)的研究发现,在超快、快和中间代谢型受试者之间没有观察到氯吡格雷活性代谢物血药浓度和平均血小板聚集抑制率(IPA)数据的明显差异,而慢代谢者中的活性代谢血药浓度比快代谢者低 63% ~71%,慢代谢者中的抗血小板作用降低。故本题选 D。

27. 解析:维生素 K_1 肌内注射 1 ~2 小时起效,3 ~6小时止血效果明显,12 ~14 小时后凝血酶原时间恢复正常。本品在肝内代谢,经肾脏和胆汁排出。在胆汁的存在下,口服维生素 K_1 由胃肠道经小肠淋巴管吸收,用药后吸收良好。故本题选 E。

28. 解析:奥利司他是长效和强效的特异性胃肠道脂肪酶抑制剂,通过与胃和小肠腔内胃脂肪酶和胰脂肪酶的活性丝氨酸部位形成共价键使酶失活而发挥治疗作用,失活的酶不能将食物中的脂肪(主要是甘油三酯)水解为可吸收的游离脂肪酸和单酰基甘油。未消化的甘油三酯不能被身体吸收,从而减少热量摄入,控制体重。故本题选 C。

29. 解析:伊伐布雷定是一种单纯降低心率的药物,通过选择性和特异性抑制心脏起搏 If 电流(If 电流控制窦房结中自发的舒张期去极化并调节心率)而降低心率。伊伐布雷定只特异性对窦房结起作用,对心房、房室或者心室传导时间未见明显影响,对心肌的收缩性或者心室复极化未见明显影响。故本题选 D。

30. 解析:沙库巴曲缬沙坦常见不良反应有低血压、高钾血症、咳嗽、头晕。严重的不良反应为血管性水肿。故本题选 D。

35. 解析:①第一代头孢菌素对革兰阳性菌包括耐青霉素金黄色葡萄球菌的抗菌作用较第二代

略强,显著超过第三代,对革兰阴性杆菌较第二、三代弱。虽对青霉素酶稳定,但对各种β-内酰胺酶稳定性远较第二、三代差,可被革兰阴性菌产生的β-内酰胺酶所破坏,对肾脏有一定的毒性,与氨基糖苷类抗菌药物或强利尿剂合用毒性增加。②第二代头孢菌素对革兰阳性菌的抗菌活性较第一代略差或相仿,对革兰阴性菌的抗菌活性较第一代强,较第三代弱,对多数肠杆菌有相当活性,对厌氧菌有一定作用,但对铜绿假单胞菌无效,对多种β-内酰胺酶较稳定,对肾脏毒性较第一代小。③第三代头孢菌素对革兰阳性菌虽有一定的抗菌活性,但较第一、二代弱,对革兰阴性菌包括肠杆菌、铜绿假单胞菌(部分品种)及厌氧菌如脆弱拟杆菌均有较强的抗菌作用,对流感嗜血杆菌、淋球菌具有良好的抗菌活性,对β-内酰胺酶高度稳定,对肾脏基本无毒性。④第四代头孢菌素对革兰阳性菌、革兰阴性菌、厌氧菌显示广谱抗菌活性,与第三代相比,增强了抗革兰阳性菌活性,特别是对链球菌、肺炎链球菌有很强的活性;抗铜绿假单胞菌、肠杆菌属的作用增强,对β-内酰胺酶稳定,无肾脏毒性。故本题选C。

36. 解析:①每8~12小时给药1次。②肝功能不全患者应用本品时不需调整剂量。③本品与中枢神经系统γ-氨基丁酸受体亲和力较亚胺培南低,故癫痫等中枢神经系统不良反应发生率亦比后者显著为低,在非脑膜炎患者癫痫发生率仅0.08%。④本品所致肾功能损害和恶心、呕吐等胃肠道反应亦较亚胺培南少。⑤肾功能不全者,维持剂量需调整。故本题选D。

38. 解析:①与氨基糖苷类、两性霉素B、阿司匹林及其他水杨酸盐类、注射用杆菌肽,以及布美他尼、卷曲霉素、卡氮芥、顺铂、环孢素、依他尼酸、巴龙霉素及多黏菌素类药物等合用或先后应用,可增加耳毒性及肾毒性,如必须合用,应监测听力及肾功能并给予剂量调整。②与抗组胺药、布克利嗪、赛克力嗪、吩噻嗪类、噻吨类及曲美苄胺等合用时,可能掩盖耳鸣、头昏、眩晕等耳毒性症状。故本题选A。

39. 解析:莫西沙星具广谱抗菌作用,对甲氧西林或苯唑西林敏感金黄色葡萄球菌、肺炎链球菌、化脓性链球菌、流感和副流感嗜血杆菌、卡他莫拉菌均具高度抗菌活性;但对肠球菌属的作用略差。对肺炎克雷伯菌、阴沟肠杆菌、沙门菌属等肠杆菌科细菌亦具良好抗菌作用,与环丙沙星相仿。对铜绿假单胞菌的作用较环丙沙星略差,对嗜麦芽窄食单胞菌、脆弱拟杆菌具高度抗菌活性,对肺炎衣原体、肺炎支原体、嗜肺军团菌等具有高度抗微生物活性,明显优于环丙沙星。对幽门螺杆菌、空肠弯曲菌亦具良好抗菌作用。甲氧西林耐药葡萄球菌、洋葱伯克霍尔德菌、艰难梭菌对莫西沙星呈现耐药。故本题选E。

40. 解析:①应用利奈唑胺的患者中可出现骨髓抑制(包括血小板减少、贫血、白细胞减少和全血细胞减少),风险与疗程相关。停用利奈唑胺后血象指标可以上升并回复到治疗前的水平。血小板减少在严重肾功能不全患者中更常见。②由于本品具有单胺氧化酶抑制剂作用,在应用利奈唑胺过程中,应避免食用含有大量酪氨酸的食品,包括腌渍、泡制、烟熏、发酵的食品。③由于本品有引起血压升高的潜在相互作用,除非对患者可能出现的血压升高进行监测,否则利奈唑胺不宜应用于高血压未控制的患者,嗜铬细胞瘤、甲状腺功能亢进的患者和/或使用以下任何药物的患者:直接或间接拟交感神经药(如伪麻黄碱)、血管加压药物(如肾上腺素、去甲肾上腺素)、多巴胺类药物(如多巴胺、多巴酚丁胺)、苯丙醇胺、右美沙芬、抗抑郁药等。④在利奈唑胺治疗中也有出现视力模糊的报道,在疗程中应密切观察视觉症状的出现,必要时监测视觉功能。⑤轻度及中度肝功能不全、肾功能不全者无须调整剂量。故本题选C。

[41~43]解析:目前临床用于脑功能改善及抗记忆障碍的药物,按其作用机制可分为酰胺类中枢兴奋药、乙酰胆碱酯酶抑制剂和其他类。①酰胺类中枢兴奋药(吡拉西坦、茴拉西坦、奥拉西坦)作用于大脑皮质,激活、保护和修复神经细胞,促进大脑对磷脂和氨基酸的利用,增加大脑蛋白质合成,改善各种类型的脑缺氧和脑损伤,提高学习和记忆能力。同时本类药物可促进突触前膜对胆碱的再吸收,影响胆碱能神经元兴奋传递,促进乙酰胆碱合成。②乙酰胆碱酯酶抑制剂(石杉碱甲、多奈哌齐、利斯的明、卡巴拉汀、加兰他敏)通过抑制胆碱酯酶活性,阻止乙酰胆碱的水解,提高脑内乙酰胆碱的

含量,从而缓解因胆碱能神经功能缺陷所引起的记忆和认知功能障碍。故41题选B。③其他类(胞磷胆碱钠、艾地苯醌、银杏叶提取物)。胞磷胆碱钠为核苷衍生物,可改善脑组织代谢,促进大脑功能恢复、促进苏醒。故42题选C。艾地苯醌可激活脑线粒体呼吸活性,改善脑缺血部位的能量代谢,改善脑内葡萄糖利用率,使脑内ATP产生增加,进而改善脑功能。银杏叶提取物可清除氧自由基生成,抑制细胞脂质过氧化,促进脑血液循环,改善脑细胞代谢,进而改善脑功能。故43题选D。

[46~48]解析:长效β_2受体激动剂有福莫特罗、沙美特罗及丙卡特罗,推荐与吸入性糖皮质激素联合使用,尤其适合于中、重度持续哮喘患者长期治疗。故46题选C。吸入性糖皮质激素是哮喘长期控制的首选药。故47题选E。M胆碱受体阻滞剂对于伴有前列腺增生的哮喘患者不宜选用,其可引起血管性水肿。故48题选D。

[49~50]解析:①聚甲酚磺醛:本品是一种高酸性物质,对坏死或病变组织有选择性凝固和排除作用,能使病变组织易于脱落,使局部收敛止血,促进组织再生和上皮重新覆盖;而对正常鳞状上皮组织无作用,在阴道内可杀死多种病原微生物,如厌氧菌、滴虫和念珠菌,又能维持阴道酸性环境。故49题选A。②干扰素α2a:干扰素是由细胞产生的一类诱生性蛋白质,具有广谱抗病毒、免疫调节及抗肿瘤功能。其抗病毒作用为通过诱导细胞产生抗病毒蛋白来发挥活性。自然干扰素是含有不同型别和亚型的多种干扰素混合体。基因工程干扰素大幅提高了产量、纯度和生物活性。重组人干扰素α2a和α2b栓为两种不同型别干扰素的制剂。宫颈慢性炎症中的宫颈糜烂,由于糜烂覆盖面为宫颈管内膜的柱状上皮层,比较薄,抵抗力弱,病原体易于侵入或潜藏在此,常见的病毒有人乳头状瘤病毒(HPV)6、11、16、18型,单纯疱疹病毒(HSV)-2型,巨细胞病毒等。故干扰素可治疗由病毒引起的宫颈病变。故50题选B。

[51~52]解析:①维生素B_1被人体吸收后,转变为有生物活性的硫胺焦磷酸酯,是脱羧辅酶的组成部分,参与维持正常的糖代谢及神经、心脏系统功能。故51题选A。②维生素B_2在人体内以黄素单核苷酸和黄素腺嘌呤二核苷酸形式存在,为氧化还原酶的辅酶,广泛参与细胞氧化还原系统传递氢的反应,促进脂肪、糖及蛋白质的代谢。此外,对皮肤、黏膜和视觉正常功能有一定作用。故52题选B。

[55~56]解析:主要用于控制疟疾症状的抗疟药。①青蒿素类药物(双氢青蒿素、蒿甲醚)的作用机制主要是干扰疟原虫的表膜线粒体功能,通过影响疟原虫红内期的超微结构,使其膜系结构发生变化。由于对食物胞膜的作用,阻断了疟原虫的营养摄取,疟原虫损失大量胞浆和营养物质而又得不到补充,因而很快死亡。故55题选C。②奎宁是喹啉类衍生物,能与疟原虫的DNA结合,形成复合物抑制DNA的复制和RNA的转录,从而抑制原虫的蛋白合成,还能降低疟原虫耗氧量,抵制疟原虫内的磷酸化酶而干扰其糖代谢。故56题选D。

[59~60]解析:铂类化合物的抗瘤谱非常广泛,常用铂类化合物有顺铂、卡铂和奥沙利铂。①顺铂常用于非小细胞肺癌、头颈部及食管癌、胃癌、卵巢癌、膀胱癌、恶性淋巴瘤、骨肉瘤及软组织肉瘤等实体瘤。故59题选A。②卡铂抗瘤谱与顺铂类似,多用于非小细胞肺癌、头颈部及食管癌、卵巢癌等。③奥沙利铂是胃肠道癌的常用药,是结直肠癌的首选药之一。故60题选C。

[74~75]解析:①短效胰岛素(中性胰岛素):外观为无色透明溶液,可在病情紧急情况下静脉输注。故74题选B。②速效胰岛素类似物(门冬胰岛素):利用重组DNA技术,通过对人胰岛素的氨基酸序列进行修饰生成的、具有胰岛素功能、可模拟正常胰岛素分泌时相和作用的一类物质。其优点是和常规胰岛素相比,皮下注射吸收较人胰岛素快,起效迅速,持续时间短,能更加有效地控制餐后血糖。此外,用药时间较短效胰岛素灵活,即便是临近餐前或餐后立刻给药也可以迅速有效达到有效的降血糖效果。故75题选C。

[78~79]解析:①罗格列酮是单纯的PPAR-γ受体激动剂,而吡格列酮同时发挥一定的PPAR-α激动剂作用。肥胖和糖尿病患者骨骼肌中PPAR-γ浓度增加,其增加的浓度与血清胰岛素浓度密切相关。故78题选B。②格列齐特与胰岛B细胞的SUR1受体结合,关闭ATP敏感的钾离子通道K^+-ATP通道,从而改变细胞的静息电位,使钙离子内

流,刺激胰岛素分泌。故79题选A。

[80~82]解析:阿仑膦酸钠的适应证:用于治疗绝经后妇女的骨质疏松症,以预防髋部和脊椎骨折。治疗男性骨质疏松症,以预防髋部和脊椎骨折。故80题选D。鲑降钙素用于绝经后骨质疏松症及老年骨质疏松症。故81题选B。雷洛昔芬用于预防绝经后妇女的骨质疏松症,且仅用于绝经后妇女,不适用于男性患者。故82题选C。

[83~84]解析:作用于钠通道的药物Ⅰ类抗心律失常药:①Ⅰa适度阻滞钠通道,降低动作电位0相上升速率,延长复极过程,延长有效不应期更为显著,抑制心肌的自律性,特别是异位兴奋点的自律性和传导速度使Q-T间期延长,减低心脏兴奋性。代表药物主要有奎尼丁、普鲁卡因胺等。故83题选E。②Ⅰb轻度阻滞钠通道,此类药物具有缩短复极时间和提高心室颤动阈值的作用,而对正常心肌的动作电位0相影响很小,可使传导减慢,异位节律点的自律性降低,Q-T间期缩短,这类药物主要有利多卡因、苯妥英钠、美西律等。故84题选A。

[88~89]解析:①胆固醇吸收抑制剂依折麦布选择性抑制小肠胆固醇转运蛋白,有效减少肠道内胆固醇吸收,降低血浆胆固醇水平及肝脏胆固醇储量。故88题选C。②羟甲基戊二酰辅酶A还原酶抑制剂他汀类药物通过竞争性抑制内源性胆固醇合成限速酶HMG-CoA还原酶,阻断胆固醇合成过程中的甲羟戊酸生成,从而使肝细胞内胆固醇合成减少,从而负反馈调节,使肝细胞表面LDL受体数量和活性增加,致使血浆LDL降低,继而使血清胆固醇清除增加、水平降低。故89题选A。

[97~98]解析:红霉素易被胃酸破坏,口服吸收少,故临床一般服用其肠衣片或酯化物。故97题选A。克拉霉素、阿奇霉素和泰利霉素的口服吸收更好、在胃pH环境中均稳定,它们的生物利用度高于红霉素,不需要肠溶包衣。速释片剂和口服混悬液可空腹服用,也可与食物同服。但阿奇霉素缓释混悬液应空腹服用,故98题选D。

102.解析:①口服给药,尽可能避免创伤性给药。尤其是对于强阿片类药。适当口服用药极少产生精神或生理依赖性。②“按时”给药而不是“按需”给药,以达到最低血浆药物浓度、峰值与谷值比。③按阶梯给药,对于轻度疼痛者首选非甾体抗炎药;对于中度疼痛者应选用弱阿片类药;对重度疼痛应选用强阿片类药。④用药应个体化,剂量应根据患者需要由小到大,直至患者疼痛消失,不应对药量限制过严,导致用药不足,应注意患者的实际疗效。故本题选A。

104.解析:①呋塞米造成的水、电解质紊乱常为过度利尿所引起,表现为低血容量低血压、低血钾、低血钠、低氯性代谢性碱血症,长期应用还可引起低镁血症。②袢利尿药可能造成高尿酸血症。这与利尿后血容量降低、细胞外液容积减少、导致尿酸经近曲小管的重吸收增加有关;另外,本类药和尿酸竞争有机酸分泌途径也是原因之一。长期用药时多数患者可出现高尿酸血症。故本题选D。

105.解析:①呋塞米结构中含有磺酰胺基,对磺胺药和噻嗪类利尿药过敏者,对本品可能过敏,应用前宜询问药物过敏史。②肠道外用药宜静脉给药、不主张肌内注射。常规剂量静脉注射时间应超过1~2分钟,大剂量静脉注射时每分钟不超过4mg,静脉用药剂量为口服的1/2时即可达到同样疗效。③注射液为加碱制成的钠盐注射液,碱性较强,故静脉注射时宜用氯化钠注射液稀释,而不宜用葡萄糖注射液稀释。④为避免夜尿过多,应该白天给药。故本题选C。

107.解析:PPI(本题中的泮托拉唑)抑酸作用强大,胃、十二指肠溃疡短期用药即可取得较好疗效,因此是与抗菌药物、铋剂联合用于幽门螺杆菌感染根除治疗的首选。故本题选E。

108.解析:由于铋剂的不溶性和局部作用的特点,服药期间口中可能带有氨味,并可使舌、大便变黑,牙齿短暂变色,停药后能自行消失。故本题选A。

111.解析:与苯巴比妥、苯妥英钠、利福平、利福布汀、卡马西平、大环内酯类抗生素、咪唑类抗真菌药、西咪替丁及抗病毒药奈韦拉平、依法韦仑等同时口服,可能影响本品的避孕效果。但其他途径因其作用机制是局部性的,故不认为会产生较大的影响。故本题选ABCDE。

112.解析:①NSAID类药与利尿剂合用应补充足够的水分,在治疗开始前应监控肾功能,避免急性肾衰竭。②NSAID类药与血管紧张素Ⅱ受体阻滞剂合用,对肾小球滤过有协同抑制作用,当肾功能受影响时症状加重。对于老年患者和/或脱水患者,两者合用由于直接影响肾小球滤过可能引起急性肾衰竭,在治疗开始时应监测肾功能且定期给患者补水。③通过肾前列腺素介导的作用,NSAID 类药会增加环孢素的肾毒性,在合用期间要测定肾功能,对老年患者尤其需要仔细监测肾功能。④NSAID类药与锂盐合用,可减少锂盐自尿排泄,增加锂盐血浆药物浓度,可能会达到产生毒性的浓度。此外,对乙酰氨基酚长期大量与阿司匹林、水杨酸制剂或其他 NSAID 类药合用时,可明显增加肾毒性,包括肾乳头坏死、肾癌及膀胱癌等。故本题选 ABCD。

113. 解析:题目中各选项的联合应用都是适宜的。特点如下。①β_2受体激动剂与黄嘌呤类药物联合:这两类药物联用可以通过不同方式增加细胞内环磷酸腺苷 cAMP 的浓度而达到增强彼此平喘疗效的目的,为相加作用。②M 胆碱受体阻滞剂与 β_2受体激动剂和/或黄嘌呤类药物联合用:M 胆碱受体阻滞剂可作用于气道平滑肌细胞膜上的 M_3受体,使鸟苷酸环化酶活化,GTP 转化为 cGMP,增加细胞内 cAMP 的浓度。已知 cAMP/cGMP 比值决定着肥大细胞和嗜碱性粒细胞脱颗粒的过程。因此,以上 2 种或 3 种平喘药具有相加作用。该种联合尤其适用于老年人。例如吸入用复方异丙托溴铵溶液、复方异丙托溴铵气雾剂。③H_1受体阻滞剂与 β_2受体激动剂联用:长期或大剂量应用 β_2受体激动剂可使 β_2肾上腺素受体发生向下调节,而表现为临床耐药现象。酮替芬能有效防止 β_2肾上腺素受体的向下调节。酮替芬可长期口服,β_2受体激动剂根据病情需要吸入或口服。④肾上腺皮质激素与支气管舒张剂(β_2受体激动剂、黄嘌呤类药物)联用:肾上腺皮质激素本身不具有直接舒张支气管平滑肌的作用,但作为强效抗炎剂,可以从多个不同环节对抗气道炎症,其平喘作用较弱、较慢。支气管舒张剂能迅速、强力地舒张气道,但在气道炎症明显的重症、顽固性哮喘患者中因气道对其敏感性较差而疗效不佳。肾上腺皮质激素可以减轻气道炎症,恢复或增加气道对这些支气管舒张剂的敏感性。⑤肾上腺皮质激素与 M 胆碱受体阻滞剂联用:肾上腺皮质激素可以从多个不同环节对抗气道炎症,而 M 胆碱受体阻滞剂可以使支气管平滑肌松弛,二者合用可以有效治疗支气管哮喘。故本题选 ABCDE。

114. 解析:过氧苯甲酰可能出现过敏性接触性皮炎和干燥现象,壬二酸有局部刺激反应。维 A 酸、异维 A 酸、阿达帕林禁用于妊娠及哺乳期妇女。故本题选 BDE。

115. 解析:①过氧苯甲酰用于治疗寻常痤疮。严重时,可与抗生素、维 A 酸制剂或硫黄 - 水杨酸制剂合用。②使用阿达帕林不能同时涂敷乙醇或香水。不应与含硫、间苯二酚、水杨酸的制剂合用,应在它们作用消退后,再用本药。故本题选 ABC。

116. 解析:维生素 C 与铁剂同服促进吸收;铁剂与抗酸药同用易产生沉淀;铁剂与浓茶同服或牛奶、咖啡送服会降低铁剂吸收;可在餐时或餐后服用;铁剂可能会引起粪便颜色变黑。故本题选 ACDE。

117. 解析:生长抑素主要用于:①严重急性食管静脉曲张出血。②严重急性胃或十二指肠溃疡出血,或并发急性糜烂性胃炎或出血性胃炎。③胰腺外科术后并发症的预防和治疗。④胰、胆和肠瘘的辅助治疗。⑤糖尿病酮症酸中毒的辅助治疗。故本题选 ABCDE。

118. 解析:单硝酸异山梨酯口服吸收完全,无肝脏首过效应;硝酸异山梨酯的主要药理作用源于其活性代谢产物 5 - 单硝酸异山梨酯;为减缓耐药性的发生,应采用偏心给药方法,即每天有 8 ~ 12 小时无药期;禁止与 5 型磷酸二酯酶抑制剂合用;硝酸甘油舌下给药是治疗心绞痛急性发作的首选措施。故本题选 ABCDE。

119. 解析:萘夫西林、苯唑西林、双氯西林都主要经非肾途径清除,即使患者存在严重肾功能衰竭,也不需要调整剂量。氨苄西林、哌拉西林、替卡西林,肾功能不全者需根据肾功能调整给药剂量。故本题选 ADE。

120. 解析:头霉素类药头孢美唑、头孢替坦、头孢米诺,或氧头孢烯类药物拉氧头孢、氟氧头孢使用期间或之后 5 ~ 7 日内饮酒、服用含有乙醇药物、食物及外用乙醇可发生“双硫仑样”反应。故本题选 ABCDE。

押题秘卷(三)答案

1. C	2. B	3. E	4. E	5. A	6. E	7. E	8. D	9. C	10. A
11. A	12. C	13. C	14. E	15. D	16. C	17. D	18. E	19. A	20. C
21. C	22. B	23. C	24. D	25. B	26. D	27. B	28. C	29. C	30. D
31. D	32. B	33. B	34. C	35. E	36. A	37. A	38. E	39. B	40. C
41. C	42. B	43. E	44. D	45. B	46. A	47. C	48. E	49. D	50. C
51. D	52. A	53. D	54. E	55. B	56. A	57. A	58. C	59. B	60. C
61. B	62. C	63. D	64. A	65. B	66. A	67. B	68. A	69. D	70. A
71. A	72. B	73. E	74. A	75. B	76. C	77. E	78. D	79. A	80. B
81. D	82. B	83. C	84. A	85. C	86. B	87. E	88. A	89. D	90. D
91. E	92. D	93. B	94. D	95. C	96. B	97. A	98. C	99. A	100. C
101. D	102. A	103. B	104. D	105. A	106. B	107. C	108. A	109. E	110. D

111. ABCDE　112. ABCD　113. ABDE　114. ABCDE　115. BE

116. AB　117. ABCDE　118. ABCDE　119. ABCDE　120. ADE

押题秘卷(三)解析

1. 解析:米氮平常见的不良反应是体重增加、困倦。该题中的其他药物无增加体重的作用。故本题选 C。

2. 解析:①地西泮用于焦虑、镇静催眠、抗癫痫和抗惊厥,并缓解炎症所引起的反射性肌肉痉挛等;也可用于治疗惊厥症及紧张性头痛,以及家族性、老年性和特发性震颤,或手术麻醉前给药。②佐匹克隆的适应证:用于各种失眠症。③卡马西平的适应证:用于治疗癫痫、躁狂症、三叉神经痛、神经源性尿崩症、糖尿病神经病变引起的疼痛;预防或治疗躁狂-抑郁症。④氟西汀的适应证:用于抑郁症、强迫症及神经性贪食症。⑤吗啡注射液及普通片适用于其他镇痛药无效的急性锐痛,如严重创伤、战伤、烧伤、晚期癌症等疼痛;心肌梗死而血压尚正常者,可使患者镇静,并减轻患者负担;用于心源性哮喘可使肺水肿症状暂时有所缓解;麻醉和手术前给药可保持患者镇静进入嗜睡;不能单独用于内脏绞痛,应与阿托品等有效解痉药合用;吗啡缓、控释片主要用于重度癌痛患者的镇痛。故本题选 B。

3. 解析:醛类相互作用:①水合氯醛和Ⅲ类及Ⅰ类抗心律失常药、抗精神病药、三环类抗抑郁药(如阿米替林)、吩噻嗪类药(如氯丙嗪),以及其他可延长 Q-T 间期的药物合用,可增加心脏毒性,Q-T间期延长、峰值扭转、心脏停搏发生的风险;还可增强本药的中枢抑制作用。②中枢神经系统抑制药、中枢抑制性抗高血压药可乐定、三环类抗抑郁药、硫酸镁、单胺氧化酶抑制药增强本药的中枢抑制作用。③联合呋塞米可导致出汗、烘热、高血压、心悸亢进。④与乙醇合用可使镇静作用增强。⑤与酸性药物合用可使此类药物作用增强。褪黑素类相互作用:①雷美替胺由 CYP1A2 系统代谢,少部分也通过 CYP2C9 及 CYP3A4 系统代谢。氟伏沙明是 CYP1A2 系统的强效抑制剂,不应与雷美替胺合用,因为会明显升高雷美替胺的血清浓度。CYP1A2 系统抑制剂(如环丙沙星),CYP2C9 系统或 CYP3A4 系统的抑制剂也可能增加雷美替胺毒性风险。②CYP 系统诱导剂利福平可能降低雷美替胺的疗效。故本题选 E。

4. 解析:近年来,第二代抗精神病药物(SGAs):阿立哌唑、氨磺必利、奥氮平、喹硫平、帕利哌酮、利培酮和齐拉西酮等 SGAs 已经作为首发患者的一线用药选择,具体选择何种抗精神病药作为首选治疗用药,应根据上述个体化评估结果和临床治疗学原理进行抉择。鉴于治疗中安全性和严重不良反应等因素,原则上不推荐氯氮平作为首发精神分裂症患者的一线治疗选择。故本题选 E。

7. 解析:①中枢性镇咳药(选择性地抑制延髓咳嗽中枢而发挥镇咳作用的药物)包括可待因、双氢可待因、福尔可定、喷托维林、右美沙芬、氯哌司汀、普罗吗酯、左丙氧芬、布地酸钠、苯丙哌林、依普拉酮、二氧丙嗪。②外周性镇咳药(能通过抑制咳嗽反射弧中感受器、传入神经、传出神经中任何一个环节而发挥镇咳作用)包括那可丁、苯佐那酯、左羟丙哌嗪。其中,苯丙哌林、依普拉酮兼有中枢性和外周性两种镇咳作用。故本题选 E。

8. 解析:祛痰药按作用机制分为恶心性祛痰药、黏痰溶解剂、黏液稀释剂、刺激性祛痰药四类。恶心性祛痰药(氯化铵、愈创甘油醚)刺激胃黏膜,引起轻微的恶心,反射性引起支气管黏膜腺体分泌增加,降低痰液黏性,痰液得到稀释而易于咳出,适用于呼吸道感染引起的咳嗽、多痰。黏痰溶解剂(氨溴索、溴己新、乙酰半胱氨酸、桉柠蒎):氨溴索、溴己新、乙酰半胱氨酸从不同途径,分解痰液中的黏液成分如黏多糖和黏蛋白,使黏痰液化,痰液黏度降低而易于咳出。本类药物均适用于痰液黏稠不易咳出的患者。桉柠蒎由桃金娘科桉属和芸香科桔属及松科松属植物的提取物所组成,主要成分为桉油精、柠檬烯及 α-蒎烯,与标准桃金娘油有效成分相似。黏液稀释剂(羧甲司坦):羧甲司坦具有 5 方面药理作用。①分裂黏蛋白、糖蛋白多肽链上的分子间的二硫键,使分子变小,降低痰液的黏度,并改变其组分和流变学特性,调节黏液分泌。②增加黏膜纤毛的转运,从而增加痰液排出。③改善呼吸道分泌细胞的功能,修复黏膜,促进气管分泌。④抑制支气管杯状细胞的增生。⑤对抗炎症和修复黏膜,增加抗感染药物向支气管黏膜和上皮组织的渗透,提高抗生素在气道的药物浓度,并抑制血浆的渗出。刺激性祛痰药是一类挥发性药物,加入沸水中其蒸气可刺激呼吸道黏膜,增加腺体分泌,使痰液变稀而易于咳出。本类药物使用较麻烦,祛痰作用弱,基本上被其他祛痰药替代。故本题选 D。

9. 解析:皮肤寄生虫与感染治疗药的不良反应:用药后,少数患者有轻度刺激症状,如灼热感、瘙痒、皮疹等。①克罗米通偶见过敏反应。②长期大量使用林旦,可能由于药物经皮肤吸收,对肝、肾功能及中枢神经系统造成损害,诱发癫痫等。③硫黄长期大量局部用药,有刺激性,用药数日内可出现皮肤发红和脱屑,引起接触性皮炎。故本题选 C。

10. 解析:阿托品是 M 受体阻滞剂,可使用 M 受体激动剂对抗其中毒,毛果芸香碱是 M 受体激动剂。虽然毒扁豆碱也是 M 受体激动剂,但其脂溶性强,对中枢作用强,不用于阿托品中毒解救。故本题选 A。

12. 解析:①应用最低有效量,时间尽可能缩短,以减少可能发生的不良反应。②男性及女性子宫切除后患者,通常采用周期性治疗,即用药 3 周后停药 1 周,相当于自然月经周期中雌激素的变化情况;有子宫的女性,为避免过度刺激,可在周期的最后 10 ~ 14 日加用孕激素,模拟自然周期中激素的节律性变化浓度。③长期或大量使用雌激素者,当停药或减量时须逐步减量。故本题选 C。

13. 解析:①谷氨酰胺是一种重要的条件必需氨基酸,由于谷氨酰胺在水溶液和长时间保存时不稳定,并且溶解度很低(约 3g/L,20℃),故静脉用药时将其制成二肽即丙氨酰谷氨酰胺单独添加,其临床代表药物为丙氨酰谷氨酰胺注射液,此外还有甘氨酰谷氨酰胺、甘氨酰酪氨酸的双肽注射液。②若要保证氨基酸的充分利用,前提是给予足够的非蛋白热量,即葡萄糖和脂肪提供的热量,否则补充的氨基酸会被当作热量消耗。大多数病情稳定的患者热氮比为 150kcal∶1g 氮,围术期患者这一比例为(100 ~ 150)kcal∶1g 氮。其中含氮量可由公式氮量(g) = 氨基酸量(g) × 16% 计算。③氨基酸复方制剂引发酸中毒发生的可能性较大。在氨基酸代谢的过程中可产生大量氯离子,而肾小管对氯离子和碳酸氢盐的重吸收呈倒数关系,致使血浆氯离子量增加,碳酸氢盐的含量降低,从而导致酸中毒。在临床应用尤其是大量应用时,应密切监测患者的酸碱平衡状态,适量加入 5% 碳酸氢钠注射液,使 pH 调整至 4。④对高氯性酸中毒、肾功能不全及无尿患者禁用氨基酸类制剂。故本题选 C。

15. 解析:成人使用乙胺嘧啶作为预防用药,应于进入疫区前 1 ~ 2 周开始服用,一般宜服至离开疫区后 6 ~ 8 周,每周服 4 片。故本题选 D。

17. 解析:氢氯噻嗪临床应用:①与磺胺类药物存在交叉过敏反应。②老年患者服药后易发生低血压及肾功能损害。③服药期间应关注有无肌痉挛、耳鸣、听力障碍等症状。④干扰尿酸排出,使血尿酸升高,应定期监测血压、血糖、血尿酸。⑤服药期间应定期复查电解质水平。故本题选 D。

18. 解析:①给药方式有静脉注射、静脉滴注、腹腔内注射、动脉插管注药(原发性或转移性肝癌多采用此方式)。②除较小剂量作放射增敏剂外,不宜与放疗同用。③用药期间不宜饮酒或服用阿司匹林类药,不能行鞘内注射。故本题选 E。

19. 解析:多柔比星的与临床应用注意:多柔比星经肾排泄虽较少,但在用药后 1 ~ 2 日可出现红色尿,一般都在 2 日后消失。故本题选 A。

20. 解析:甲氧氯普胺治疗各种病因所致恶心、呕吐、嗳气、消化不良、胃部胀满、胃酸过多等症状的对症治疗。多潘立酮的适应证为因胃排空延缓、胃食管反流、食管炎引起的消化不良,功能性、器质性、感染性疾病,以及放、化疗所引起的恶心和呕吐。奥美拉唑用于胃及十二指肠溃疡、胃食管反流病、卓 – 艾综合征、消化性溃疡急性出血、急性胃黏膜病变出血,与抗菌药物联合用于 HP 根除治疗。昂丹司琼的适应证为控制癌症化疗和放射治疗引起的恶心和呕吐,亦适用于预防和手术后恶心呕吐。莫沙必利的适应证为缓解慢性胃炎伴有的消化系统症状(烧心、早饱、上腹胀、上腹痛、恶心、呕吐)。故本题选 C。

21. 解析:枸橼酸铋钾的用法用量与临床应用注意。①妊娠期妇女禁用。②肾功能不全者禁用。③可见恶心、呕吐、便秘及腹泻。偶见轻度过敏反应。服药期间口中可能带有氨味并可使舌苔及大便灰黑色。④避免同服牛奶等高蛋白饮食,如需要合用,应至少间隔 5h;抗酸药可干扰本品的作用,不能同时服用。故本题选 C。

22. 解析:氢氧化铝是典型且常用的抗酸药,具有抗酸、吸附、局部止血和保护溃疡面等作用。氢氧化铝与胃酸作用时,产生的氧化铝有收敛作用,可局部止血,但是也有可能引起便秘。氢氧化铝还与胃液混合,形成凝胶,覆盖在溃疡表面,形成一层保护膜,起机械保护作用。氢氧化铝还曾用作磷结合剂,避免或减轻肾衰竭患者的高磷血症,铝离子在肠内与磷酸盐结合成不溶解的磷酸铝,阻止肠道吸收磷酸盐,但应注意,此用途因为铝的毒性而逐步被淘汰。故本题选 B。

23. 解析:①甲巯咪唑通过抑制甲状腺激素的合成来治疗甲状腺功能亢进症,甲巯咪唑并不阻断甲状腺中和血液循环中已有的甲状腺素(T_4)和三碘甲状腺原氨酸(T_3)的作用。②卡比马唑在体内逐渐水解,游离出甲巯咪唑而发挥作用,故作用开始较慢、维持时间较长。在疗效与不良反应方面优于其他硫脲类药,但不适用于甲状腺危象。③大剂量的碘有抗甲状腺的作用,在甲亢患者表现尤为明显。但由于其作用时间短暂(最多维持 2 周),且服用时间过长时,不仅作用消失,且可使病情加重,因此不能作为常规的抗甲状腺药。故本题选 C。

24. 解析:①中效胰岛素(NPH)、长效胰岛素(PZI)、长效胰岛素类似物(甘精胰岛素、地特胰岛素、德谷胰岛素)均是一日 1 次固定时间给药。②预混胰岛素(HI30R、HI70/30、50R)、预混胰岛素类似物(预混门冬胰岛素 30、预混赖脯胰岛素 25、预混赖脯胰岛素 50、预混门冬胰岛素 50)均是个体化给药,注射后 30 分钟内必须进食。③短效胰岛素餐前 30 分钟皮下注射。④门冬胰岛素餐前 5 ~ 10 分钟皮下注射;赖脯胰岛素餐前 10 ~ 15 分钟皮下注射;谷赖胰岛素餐前 0 ~ 15 分钟或餐后立即皮下注射。故本题选 D。

25. 解析:格列本脲不但和胰岛 B 细胞的磺酰脲受体(SUR)1 亲和力高,和心肌、血管平滑肌细胞的 SUR2A 和 SUR2B 等受体也有较高的亲和力。当磺酰脲类药和心肌细胞的 SUR2A 相结合,关闭心肌细胞 K^+ – ATP 通道,可削弱心肌缺血预适应的作用,对缺血的心肌可能有害。故本题选 B。

26. 解析:对轻、中度肾功能不全者,宜选用格列喹酮(体内代谢完全,代谢产物绝大部分经胆道消化系统排泄)。其他表述正确:①对空腹血糖较高者宜选用长效的格列齐特和格列美脲;餐后血糖升高者宜选用格列吡嗪、格列喹酮;格列吡嗪可增强第一时相胰岛素分泌;病程较长且空腹血糖较高者可选用格列本脉、格列美脲、格列齐特或上述药的控、缓释制剂。②对既往发生心肌梗死或存在心血管疾病高危因素者,宜选格列美脲、格列吡嗪,不宜选择格列本脲;对急性心肌梗死者,急性期可使用胰岛素,急性期后再选择磺酰脲类药。③格列本脲降糖作用强,持续时间长,一旦出现低血糖,纠正起来很困难,需要持续几日的对症处置。因此,在使用格列本脲时一定要注意不可过量,防止出现持久低血糖危及患者。④应激状态如发热、昏迷、感染和外科手术时,口服降糖药必须换成胰岛素治疗。⑤促胰岛素分泌药须在进餐前即刻或餐中服用,因为服药后不进餐会引起低血糖。故本题选 D。

27. 解析:不良反应:①磺酰脲类药物最常见的不良反应为低血糖,特别是在老年患者和肝、肾功能不全者易发生,减量或停药后低血糖反应可以改善;短效磺酰脲类引发的低血糖事件少于长效磺酰脲类。②磺酰脲类药物常引起口腔金属味,食欲减退或食欲增强,与食物同服可减少这些反应。③血液系统常见粒细胞计数减少、血小板减少症等。磺酰脲类药物还可导致体重轻度增加。禁忌:①1 型糖尿病、糖尿病低血糖昏迷、酮症酸中毒者。②严重的肾或肝功能不全者、晚期尿毒症者。③严重烧伤、感染、外伤和大手术、肝肾功能不全者,白细胞减少者。④妊娠期、哺乳期妇女。⑤对磺酰脲类、磺胺类或赋形剂过敏者。⑥格列齐特禁用于应用咪康唑治疗者(增加降糖作用并可能会出现低血糖症状,甚至昏迷)。故本题选 B。

28. 解析:①瑞格列奈无肾脏功能不全者使用的禁忌,在体内无蓄积,适用于老年和糖尿病肾病者。瑞格列奈主要由肝脏代谢,仅有不到 10% 由肾脏排出。因此,该药能安全用于慢性肾脏病患者。②非磺酰脲类促胰岛素分泌药可以作为初始治疗,用于不能耐受二甲双胍或磺酰脲类药物或存在使用这些药物的禁忌证患者,尤其是有低血糖风险的慢性肾脏病患者。③对磺酰脲类敏感性差或效果不佳者不推荐使用,另与磺酰脲类不可联合应用。④非磺酰脲类胰岛素促泌药物的常见不良反应是低血糖和体重增加。⑤由于格列奈类在结构上与磺酰脲类不同,可用于对磺酰脲类药物过敏的患者。故本题选 C。

29. 解析:胺碘酮不良反应:①可引起肺毒性,最早表现为咳嗽,但病情发展时可出现发热和呼吸困难,表现为急性肺炎,长期治疗发生率会更高。②甲状腺功能减退较为常见。③另可致甲状腺功能亢进,加重心房颤动或出现快速室性心律失常,故应停用胺碘酮。④常发生显著的光过敏,患者避免日晒或使用防晒用品,可减轻症状。⑤哺乳期妇女禁用。故本题选 C。

31. 解析:索他洛尔常见疲劳、呼吸困难、头晕、虚弱、心律失常(最常见心动过缓)等不良反应。严重的不良反应为尖端扭转型室速。故本题选 D。

32. 解析:除厄贝沙坦(60% ~80%)和替米沙坦(42% ~57%)外,其他药的口服生物利用度都较低(15% ~33%)。大部分的 ARB 药物因生物利用度低、脂溶性较差和吸收不完全等原因,多以原形药物排出。所有的 ARB 起效时间在 2 小时左右、蛋白结合率大于 96%,作用持续时间大于等于 24 小时,可以每日给药 1 次或 2 次。故本题选 B。

33. 解析:使用卡托普利的注意事项有①用药期间应定期监测白细胞计数和分类计数,最初 3 个月每 2 周监测 1 次,若白细胞计数过低(中性粒细胞减少),暂停用本品。②本品可使血尿素氮、肌酐浓度升高,常为暂时性,在有肾病或长期严重高血压而血压迅速下降后易出现,偶有肝药酶增高。每月查 1 次尿蛋白,用本品时如蛋白尿逐渐增多,暂停本品或减少用量。③本品可加重高钾血症,与留钾利尿剂合用时尤应注意监测血钾。故本题选 B。

34. 解析:感染性脑膜炎经验性选用的抗菌药物有青霉素类、磺胺类药物及三代头孢,三代头孢组织穿透力强,一定数量可渗入脑脊液中发挥治疗作用,且不良反应少。故本题选 C。

35. 解析:浓度依赖性抗菌药物对致病菌的杀菌效应和临床疗效取决于 C_{max},而与作用时间关系不密切,即血药 C_{max} 越高,清除致病菌的作用越迅速、越强。氨基糖苷类、氟喹诺酮类、达托霉素、多黏菌素、硝基咪唑类等属于浓度依赖性抗菌药物。林可霉素属于时间依赖型。故本题选 E。

37. 解析:该患者症状符合急性气管 - 支气管炎诊断。急性支气管炎多由病毒感染引起,细菌感染并不常见,治疗通常是对症和支持疗法,包括镇咳药(右美沙芬、可待因)、祛痰药(愈创木酚甘油醚)、第一代抗组胺药(苯海拉明)、减充血药(伪麻黄碱)、β 受体激动剂(沙丁胺醇)等。应避免使用可待因,因其具有成瘾性。β 受体激动剂通常用于伴有喘息的急性支气管炎患者。复方甲氧那明胶囊包括盐酸甲氧那明(平喘)、那可丁(镇咳)、氨茶碱(平喘)、氯苯那敏(抗过敏),是治疗急性支气管炎药物。故本题选 A。

38. 解析:碳青霉烯类通常不会被大多数质粒和染色体介导的 β - 内酰胺酶所分解,抗菌谱包括:革兰阴性菌(包括产 β - 内酰胺酶的流感嗜血杆菌和淋病奈瑟菌、肠杆菌科细菌及铜绿假单胞菌),包括产超广谱 β - 内酰胺酶(ESBL)菌株;厌氧菌(包括脆弱拟杆菌);革兰阳性菌(包括粪肠球菌和李斯特菌)。对嗜麦芽窄食单胞菌、洋葱伯克霍尔德菌、屎肠球菌、耐甲氧西林葡萄球菌和 JK 类白喉菌无活性。故本题选 E。

39. 解析:①氨曲南为时间依赖性抗菌药物,血浆半衰期较短,几乎无抗生素后效应,抗菌活性与细菌接触药物的时间长短密切相关。②氨曲南具有低毒、与青霉素类及头孢菌素类无交叉过敏等优点,故可用于对青霉素类、头孢菌素类过敏的患者。③氨曲南不能渗入脑脊液,不能用于治疗脑膜炎。故本题选 B。

40. 解析:本类药为快速抑菌剂,常规浓度时有抑菌作用,高浓度时对某些细菌呈杀菌作用。其抗菌谱广,包括革兰阳性、阴性需氧菌和厌氧菌,立克次体,螺旋体,支原体,衣原体,诺卡菌,放线菌,布鲁氏菌,兔热病,惠普尔病和疟疾等,对阳性菌的抑制作用强于阴性菌,对铜绿假单胞菌无抗菌作用。其可用于治疗多种感染性疾病,尤其适用于立克次体、支原体、衣原体感染。故本题选 C。

[41 ~42]解析:5 - HT 再摄取抑制剂类:氟西汀、帕罗西汀、舍曲林。故 41 题选 C。5 - HT 及去甲肾上腺素再摄取抑制剂:文拉法辛、度洛西汀。故 42 题选 B。

[43 ~45]解析:对入睡困难者首选扎来普隆,该药起效快,保持近似生理睡眠,醒后无不适感,但扎来普隆不适合长期使用。故 43 题选 E。对焦虑

型、夜间醒来次数较多或早醒者可选用氟西泮。故44题选D。原发性失眠首选非苯二氮䓬类药物,为改善起始睡眠(难以入睡)和维持睡眠质量(夜间觉醒或早间觉醒过早),可选服唑吡坦、佐匹克隆。故45题选B。

[46~47]解析:①依托考昔用于治疗骨关节炎急性期和慢性期的症状和体征、急性痛风性关节炎、原发性痛经。故46题选A。②对乙酰氨基酚用于普通感冒或流行性感冒引起的发热,也用于缓解轻至中度疼痛,如关节痛、偏头痛、牙痛、肌肉痛、神经痛、痛经。故47题选C。

[50~51]解析:可待因适用于各种原因引起的剧烈干咳和刺激性咳嗽,尤其适合于伴有胸痛的剧烈干咳,缓解非炎性干咳及上呼吸道感染引起的咳嗽症状,但具有成瘾性。故50题选C。苯丙哌林兼具中枢性和外周性双重机制,无麻醉作用,不抑制呼吸,不引起胆道和十二指肠痉挛,不引起便秘,无成瘾性,未发现耐受性。故51题选D。

[52~54]解析:十一酸睾酮用于男性性腺功能减退,又可用于女性绝经后晚期乳腺癌治疗。故52题选A。坦洛新因对磺胺类药物存在交叉过敏,对磺胺类药物有严重过敏史的患者应避免使用。故53题选D。5α还原酶抑制剂非那雄胺,大剂量用于治疗良性前列腺增生,而小剂量能促进头发生长,可用于雄激素源性脱发治疗。故54题选E。

[55~56]解析:①乳酸钠注射液不可遗漏于血管外,否则可致剧痛、组织坏死。如有遗漏时,宜及时应用5%普鲁卡因注射液作局部封闭。故55题选B。②氯化钙有强烈的刺激性,不宜皮下或肌内注射,静脉注射时宜以10%~25%葡萄糖注射液稀释后缓慢注射,速度不宜超过50mg/min,注射后应平卧,以免头晕;若注射时药液漏出血管外,应立即停用,并应用氯化钠注射液作局部冲洗,局部给予氢化可的松、1%利多卡因注射液注射,热敷或抬高患肢。故56题选A。

[59~60]解析:①呋塞米与抗组胺药合用时耳毒性增加,易出现耳鸣、头晕、眩晕。故59题选B。②糖皮质激素、盐皮质激素、促肾上腺皮质激素及雌激素能降低呋塞米的利尿作用,并增加电解质紊乱尤其是低钾血症的发生机会。故60题选C。③呋塞米与拟交感神经药及抗惊厥药物合用,利尿作用减弱。

[61~62]解析:利尿剂中,螺内酯、噻嗪类利尿剂长期服用可降低男性性功能。故61题选B。依普利酮、保钾利尿剂(阿米洛利、氨苯蝶啶)对男性性功能没有影响。故62题选C。

[63~65]解析:①顺铂与氨基糖苷类抗菌药物、两性霉素B或头孢噻吩等合用,有肾毒性叠加作用。尽量避免与可能损害肾功能的药物如氨基糖苷类抗菌药物同时使用。甲氨蝶呤及博来霉素主要由肾脏排泄,顺铂所致的肾损害会延缓上述两种药物的排泄,导致肾毒性增加。故63题选D。②顺铂与丙磺舒合用,致高尿酸血症。故64题选A。③顺铂与氯霉素、呋塞米或依他尼酸合用,可掩盖本品的耳毒性。故65题选B。

[66~67]解析:缺铁性贫血是指各种原因的缺铁导致红细胞生成减少所引起的低色素性贫血,口服铁剂是治疗缺铁性贫血的首选方法,宜选用二价铁剂,三价铁剂只有转化为二价铁剂后才能被吸收,故应选硫酸亚铁,而不是硫酸铁。故66题选A。巨幼细胞贫血是由叶酸和/或维生素B_{12}缺乏所致,应补充叶酸和/或维生素B_{12}。故67题选B。

[68~70]解析:抑酸剂-质子泵抑制剂长期或高剂量使用可引起患者尤其是老年患者髋骨、腕骨、脊椎骨骨折。奥美拉唑属于抑酸剂-质子泵抑制剂。故68题选A。复方碳酸钙因释放二氧化碳,可致腹胀、嗳气,可致胃酸反跳性增高。故69题选D。抑酸剂-质子泵抑制剂连续使用3个月以上可导致低镁血症。故70题选A。

[71~73]解析:①严重的粒细胞缺乏是柳氮磺吡啶罕见但后果严重的不良反应。治疗初始,应进行全血细胞计数和肝功能检查,随后在前3个月内应每2周监测1次,之后的3个月每月监测1次,以后每3个月监测1次。故71题选A。②美沙拉嗪大剂量重复口服给药具有肾毒性,在治疗期间,应注意血细胞计数和尿检查。一般情况下,在治疗开始14日,就应该进行这些检查。此后,每用药4周,应进行相应检查。故72题选B。③使用硫普罗宁应从较小剂量开始。用药前后及用药时应定期进行下列检查以监测本药的毒性作用:外周血细胞计数、血小板计数、血红蛋白量、血浆白蛋白量、肝功能、24小时尿蛋白。此外,治疗中每3个月或6个

月应检查一次尿常规。故73题选E。

[74~76]解析:①与含铝、镁、铁剂合用,可影响降钙素的吸收。降钙素与维生素D同用可抵消降钙素对高钙血症的疗效。故74题选A。②鲑降钙素对骨质疏松症进行治疗期间需要补充钙剂以防继发性甲状旁腺功能亢进,但给药时宜间隔4小时。故75题选B。③鲑降钙素与双膦酸盐类骨吸收抑制剂合用,有可能急速降血钙,出现严重低钙血症。故76题选C。

[77~78]解析:用于冠心病患者二级预防时,卡托普利的剂量为(12.5~50mg,tid),依那普利的剂量为(5~10mg,bid)。故77题选E,78题选D。

[79~81]解析:①地高辛与胺碘酮合用,血清地高辛浓度增加70%~100%。地高辛是p-糖蛋白(p-gp)的底物,p-gp作为地高辛的转运蛋白,将地高辛转运到细胞外;地高辛的肾脏排泄也是由该蛋白介导。抑制p-gp,导致肾脏及非肾脏的清除率降低,增加血清地高辛浓度,剂量应减半。维拉帕米也可抑制地高辛的转运蛋白,导致地高辛的肾和非肾脏清除率降低,血清地高辛浓度增加70%~100%。故79题选A。②由于噻嗪类和袢利尿剂(呋塞米)可以引起低钾血症和低镁血症,会增加洋地黄中毒的危险,故应监测并及时纠正电解质紊乱。故80题选B。③地高辛可在肠道内寄生的迟缓真杆菌的作用下转化为无强心作用的双氢地高辛和双氢地高辛苷元,约有10%地高辛使用者主要以该种方式代谢地高辛。而口服红霉素、克拉霉素和四环素等抗菌药物可改变肠道内寄生菌群的生长,使迟缓真杆菌的转化作用受到抑制,减少地高辛的转化,生物利用度和血清药物浓度增加。故81题选D。

[82~83]解析:抗血小板药的药理作用与作用机制。①阿司匹林是环氧化酶抑制剂,通过与COX-1活性部位的羟基发生不可逆的乙酰化,导致COX-1失活,继而阻断了花生四烯酸转化为TXA_2的途径,从而抑制了TXA_2途径的血小板聚集。故82题选B。②P2Y12是ADP诱导血小板聚集反应中最重要的受体。氯吡格雷通过选择性、不可逆地结合P2Y12受体,进而阻断ADP等激动剂诱导的血小板聚集。故83题选C。

[88~90]解析:抗贫血药的作用特点:①叶酸可用于各种原因引起的叶酸缺乏及由叶酸缺乏所致的巨幼细胞贫血;小剂量用于妊娠期妇女预防胎儿神经管畸形。故88题选A。叶酸服后可迅速纠正巨幼细胞贫血的异常现象,改善贫血,但不能阻止因维生素B_{12}缺乏所致的神经损害,如脊髓亚急性联合变性;且若仍大剂量服用叶酸,由于造血旺盛而消耗维生素B_{12},则可进一步降低血清维生素B_{12}含量,反使神经损害向不可逆方向发展。宜同时服维生素B_{12},以改善神经症状。故90题选D。②维生素B_{12}是唯一一种需要内因子辅助吸收的维生素,维生素B_{12}口服后,在胃中与胃黏膜壁细胞分泌的内因子形成维生素B_{12}内因子复合物,该复合物进入回肠末端时与回肠黏膜细胞的微绒毛上的受体结合,通过胞饮作用进入肠黏膜细胞,再吸收入血液。有的人由于肠胃异常,缺乏这种内源因子,即使膳食中来源充足也会患恶性贫血。故89题选D。

[91~93]解析:糖皮质激素的使用方法。①大剂量冲击疗法:用于严重中毒性感染及各种休克,宜短期内用大剂量,如氢化可的松首剂可静脉滴注200~300mg,一日量可达1g以上,用药时间一般不超过3日。故91题选E。②一般剂量长期疗法:用于结缔组织病、肾病综合征、顽固性支气管哮喘、中心视网膜炎、各种恶性淋巴瘤、淋巴细胞白血病等。一般开始用泼尼松10~20mg或等效的其他糖皮质激素,一日3次。产生疗效后,逐渐减至最小维持量,持续数月。对于已用糖皮质激素控制的某些慢性病,可改为隔日给药,即把48小时用量在早晨8时一次服用,这样对下丘脑、垂体、肾上腺皮质抑制较轻,不良反应较少。隔日服药以泼尼松、泼尼松龙较好。故92题选D。③小剂量替代疗法:每日给生理需要量。原发性肾上腺皮质功能不全时,体内氢化可的松及醛固酮都缺乏,需用糖、盐两类皮质激素补充。慢性肾上腺皮质功能不全宜用氢化可的松或可的松,对继发性肾上腺皮质功能不全,因盐皮质激素分泌未受影响,只需用糖皮质激素补充,并应给予促肾上腺皮质激素以促皮质功能恢复。一般上午8时给药;或早晨给药2/3,夜间给药1/3。故93题选B。

[94~96]解析:氨基糖苷类抗生素链霉素长期使用可引起听力减退、肾功能下降。故94题选D。

利福平服药后尿液、唾液、汗液、痰液、泪液等排泄物均可显橘红色。5 岁以下儿童慎用。故 95 题选 C。吡嗪酰胺进入含有结核杆菌的巨噬细胞,并渗入结核菌体,抗菌作用在酸性环境中较强。故 96 题选 B。

101. 解析:①多索茶碱注射剂,成人每次 2g,12 小时 1 次,以 50% 或 25% 葡萄糖注射液稀释至 40mL,缓慢静脉注射,静脉注射时间应在 20 分钟以上,5 ~ 10 日为一疗程;也可将 3g 加入 5% 葡萄糖注射液或生理盐水 100mL 中,缓慢静脉滴注,一日 1 次。②多索茶碱个体差异较大,剂量要视个体病情变化选择最佳剂量和用药方法,必要时监测血清浓度,维持在 10 ~ 20μg/mL 范围内有效且比较安全。与依诺沙星、环丙沙星合用,宜减量。过量使用会出现严重心律不齐、阵发性痉挛,此症状为初期中毒表现,应暂停用药并监测血药浓度,在上述中毒症状完全消失后仍可继续使用。故本题选 D。

102. 解析:茶碱及其复盐可监测茶碱血清浓度来调整剂量,预防中毒。茶碱血清浓度 15 ~ 20μg/mL 时可出现毒性反应,早期多见恶心、呕吐、易激动、失眠等;当血清浓度超过 20μg/mL 可出现心动过速、心律失常;当血清浓度超过 40μg/mL 时可出现发热、失水、惊厥,严重者呼吸、心跳停止,可致死。茶碱衍生物必要时也通过监测各自药物的血清浓度来防范中毒,通常 10μg/mL 可达到有效的治疗浓度,20μg/mL 以上可出现毒性反应。故本题选 A。

105. 解析:α - 葡萄糖苷酶抑制剂的常见不良反应为胃肠道反应,最常见胃胀、腹胀、排气增加、腹痛、胃肠痉挛性疼痛、肠鸣响;少见肝药酶升高;偶见腹泻、便秘、肠梗阻、肠鸣音亢进。故本题选 A。

106. 解析:二甲双胍和阿卡波糖单用均少见引起低血糖反应,但合用时会增加风险,需密切监测。故本题选 B。

107. 解析:尿路感染绝大多数由大肠埃希菌引起。故本题选 C。

108. 解析:大肠埃希菌是革兰阴性菌,而青霉素主要对抗革兰阳性菌。故本题选 A。

111. 解析:抗抑郁药根据化学结构及作用机制的不同可分为三环类抗抑郁药、四环类抗抑郁药、选择性 5 - 羟色胺再摄取抑制剂、5 - 羟色胺及去甲肾上腺素再摄取抑制剂、单胺氧化酶抑制剂及其他类。三环类抗抑郁药的代表药为阿米替林、丙米嗪、氯米帕明和多塞平。四环类抗抑郁药代表药为马普替林。选择性 5 - 羟色胺再摄取抑制剂代表药物有舍曲林、帕罗西汀、氟西汀;单胺氧化酶抑制剂代表药物有吗氯贝胺。5 - 羟色胺及去甲肾上腺素再摄取抑制剂代表药物有文拉法辛、度洛西汀。故本题选 ABCDE。

112. 解析:白三烯调节剂通常不宜用于治疗急性哮喘发作,应劝告哮喘患者准备好必要的缓解症状类药物备用,如速效吸入和短效口服 $β_2$ 受体激动剂、福莫特罗与肾上腺皮质激素吸入剂复方制剂、全身性糖皮质激素、吸入型抗胆碱能药物、短效茶碱。故本题选 ABCD。

113. 解析:4 岁以下者最好先用 5% 硫黄软膏(成人用 10%)。儿童不主张用 20% 软膏,易出现皮肤刺激反应。患者涂药前,先用肥皂洗净全身皮肤,涂药时先将少量药膏放在手掌内,从指间开始,将药膏涂遍全身皮肤,破损处不要涂药。涂药后再用滑石粉薄撒一层,再穿换洗衣服。每晚涂药 1 次,连续 3 ~ 5 日为一个疗程。病情顽固的未愈者可重复治疗。疗程结束后再彻底换洗衣被。故本题选 ABDE。

114. 解析:糖皮质激素的禁忌证有①对糖皮质激素或其赋形剂过敏者禁用。②外用糖皮质激素不能用于皮肤溃疡或有皮肤萎缩的部位,也不能用于局部有明显细菌、真菌及病毒感染的疾病。③强效及超强效激素不宜大面积使用。④任何外用激素制剂均不应长期、大面积使用。故本题选 ABCDE。

115. 解析:头孢菌素类在结构中含有一个甲硫四唑基团,可致肠道菌群改变,造成维生素 B 族和维生素 K 合成受阻。故本题选 BE。

116. 解析:①吉非替尼主要用于表皮生长因子受体(EGFR)基因具有敏感突变的局部晚期或转移性非小细胞肺癌(NSCLC)患者的一线治疗和既往接受过化学治疗的局部晚期或转移性非小细胞肺癌(NSCLC)。②厄洛替尼主要用于表皮生长因子受体(EGFR)基因具有敏感突变的局部晚期或转移性非小细胞肺癌(NSCLC)患者的治疗,包括一线治疗、维持治疗和既往接受过至少一次化疗进展后的二线及以上治疗。③伊马替尼主要用于治疗慢性粒细胞白血病(CML)急变期、加速期或α干扰素治疗失败后的慢性期患者,以及不能手术切除或发生转移的恶性胃肠道间质肿瘤(GIST)患者。④贝伐珠单抗主要用于转移性结直肠癌和晚期、转移性或复发性非小细胞肺癌。⑤利妥昔单抗主要用于复发或耐药的滤泡性中央型淋巴瘤、未经治疗的CD20阳性Ⅲ～Ⅳ期滤泡性非霍奇金淋巴瘤,以及CD20阳性弥漫大B细胞性非霍奇金淋巴瘤。吉非替尼、厄洛替尼、伊马替尼属于酪氨酸激酶抑制剂。故本题选AB。

117. 解析:①胃酸是杀灭食物中细菌的一道防线,除幽门螺杆菌外,多数细菌无法适应胃内酸性环境,作为强效抑酸药,PPI可以减少胃酸分泌,干扰胃酸的非特异性杀菌能力。目前对PPI增加感染风险的关注主要集中在胃肠道和呼吸道两个方面。胃肠道感染包括难辨梭菌感染和小肠细菌过度生长,在肝硬化合并腹水患者,可增加自发性细菌性腹膜炎发生风险。2012年美国FDA发布了PPI的使用可能会增加难辨梭状芽孢杆菌相关性腹泻风险的预警。PPI使用可增加反流至喉部的胃液中的细菌载量,增加吸入性肺炎发生率。②高胃泌素血症:胃酸和胃泌素存在明显的负反馈关系,任何抑酸药或疾病导致的低或无胃酸状态均会引起血清胃泌素浓度的反应性升高,长期应用PPI的患者也不例外。③PPI可使检测是否有幽门螺杆菌感染的^{13}C尿素呼气试验结果出现假阴性,其机制可能是PPI对幽门螺杆菌有直接或间接抑制作用。临床上应在PPI治疗后至少4周才能进行UBT试验。故本题选ABCDE。

118. 解析:肾上腺糖皮质激素类药物的共同药理作用。①抗炎作用:糖皮质激素能抑制炎症,减轻充血、降低毛细血管的通透性,抑制炎症细胞向炎症部位移动,阻止炎症介质,抑制炎症后组织损伤的修复等。②免疫抑制作用:糖皮质激素可影响免疫反应的多个环节,包括可抑制巨噬细胞吞噬功能,降低网状内皮系统消除颗粒或细胞的作用,还可降低自身免疫性抗体水平。基于以上抗炎及免疫抑制作用,可缓解过敏反应及自身免疫性疾病的症状,对抗异体器官移植的排异反应。③抗毒素作用:糖皮质激素能提高机体对有害刺激的应激能力,减轻细菌内毒素对机体的损害,缓解毒血症症状,也能减少内热原的释放,对感染毒血症的高热有退热作用。④抗休克作用:糖皮质激素解除小动脉痉挛,增强心肌收缩力,改善微循环,对中毒性休克、低血容量性休克、心源性休克都有对抗作用。⑤影响代谢:糖皮质激素可增高肝糖原,升高血糖;提高蛋白质的分解代谢;可改变身体脂肪的分布,形成向心性肥胖;可增强钠离子再吸收及钾、钙、磷的排泄。⑥影响血液和造血系统的作用:糖皮质激素使红细胞和血红蛋白含量增加,大剂量可使血小板增多并提高纤维蛋白原浓度,缩短凝血时间。此外,可使血液中嗜酸性粒细胞及淋巴细胞减少。⑦其他:糖皮质激素还具有减轻结缔组织病的病理增生、提高中枢神经系统的兴奋性和促进胃酸及胃蛋白酶分解等作用。故本题选ABCDE。

119. 解析:①青霉素类药为时间依赖性抗菌药物,血浆半衰期较短,几乎无抗生素后效应,其抗菌活性与细菌接触药物的时间长短密切相关,而与血浆峰浓度关系较小。②研究证明,当%T>MIC达到40%～50%,青霉素类药可显示满意的杀菌效果。③青霉素的血浆半衰期短暂,约30分钟,对多数敏感细菌的有效血浆浓度可维持5小时。在肾功能正常的情况下,给药剂量的75%由肾脏排出,青霉素给药方法一般为每隔6小时给药1次。故本题选ABCDE。

120. 解析:①异烟肼对结核分枝杆菌具有高度抗菌作用,对繁殖期和静止期细菌均有强大杀灭作用,且不受环境pH的影响,对细胞内外结核菌都能杀灭。②结核菌对本品易产生耐药性,与其他抗结核药物合用后,可以明显延缓或防止耐药性菌的出现。③异烟肼对各型结核分枝杆菌都有高度选择性抗菌作用,对其他细菌几乎无作用。故本题选ADE。

押题秘卷(四)答案

1. B	2. E	3. A	4. D	5. A	6. A	7. D	8. A	9. E	10. B
11. E	12. A	13. C	14. A	15. A	16. C	17. B	18. A	19. A	20. D
21. B	22. D	23. A	24. B	25. D	26. E	27. A	28. C	29. B	30. B
31. D	32. A	33. A	34. B	35. E	36. E	37. D	38. D	39. A	40. B
41. E	42. D	43. A	44. A	45. E	46. B	47. C	48. B	49. A	50. D
51. A	52. B	53. A	54. B	55. B	56. E	57. B	58. A	59. C	60. B
61. E	62. B	63. A	64. B	65. B	66. B	67. A	68. B	69. C	70. B
71. B	72. A	73. D	74. C	75. B	76. A	77. D	78. E	79. E	80. B
81. A	82. B	83. C	84. E	85. D	86. A	87. D	88. A	89. A	90. B
91. B	92. E	93. E	94. B	95. A	96. C	97. C	98. A	99. B	100. A
101. B	102. A	103. B	104. A	105. B	106. A	107. C	108. C	109. C	110. D

111. ABE	112. ABCDE	113. ABCDE	114. ABCDE	115. ABD
116. ABCDE	117. ABCE	118. AE	119. ABCDE	120. ABCDE

押题秘卷(四)解析

1. 解析:①使用阿片类镇痛药时,需按患者年龄、性别、精神状态、体重、身高、健康情况及所存在的病理生理情况调整用药量。皮下或肌内注射时,患者应卧床休息一段时间,以免出现头痛、恶心、呕吐、晕眩甚至体位性低血压。休克患者血压偏低,外周毛细血管流通不畅,不宜进行皮下注射。②硬膜外与蛛网膜下隙给药不得使用含防腐剂的制剂,给药后需加强随访,如出现呼吸抑制或低血压等,应立即予以纠正。③门诊患者的镇痛,按需以选用本类药与对乙酰氨基酚等非甾体抗炎药组成的复方制剂为宜,既可止痛,又减少本类药的用量。④哌替啶在体内可转变为毒性代谢产物去甲哌替啶,产生神经系统毒性,表现为震颤、抽搐、癫痫大发作。因此,不适于癌性疼痛治疗。故本题选 B。

2. 解析:目前发现环氧化酶有 COX-1 和 COX-2 两种同工酶。前者为结构型,主要存在于血管、胃、肾等组织中,参与血管舒缩、血小板聚集、胃黏膜血流、胃黏液分泌及肾功能等的调节,其功能与保护胃肠黏膜、调节血小板聚集、调节外周血管的阻力和调节肾血流量分布有关。后者为诱导型,各种损伤性化学、物理和生物因子激活磷脂酶 A_2 水解细胞膜磷脂,生成花生四烯酸,后者经 COX-2 催化加氧生成前列腺素。故本题选 E。

3. 解析:选择性 COX-2 抑制剂抑制血管内皮的前列腺素生成,使血管内的前列腺素和血小板中的血栓素动态平衡失调,导致血栓素升高,促进血栓形成,因而存在心血管不良反应风险。如塞来昔布就较容易发生心血管事件的不良反应。故本题选 A。

4. 解析:苯丙哌林可阻断肺-胸膜的牵张感受器产生的肺迷走神经反射。右美沙芬通过抑制延髓咳嗽中枢而发挥中枢性镇咳作用。口服吸收迅速,在肝脏代谢。其镇咳强度与可待因相等或略强,主要用于干咳。左旋右美沙芬有镇痛作用,右旋右美沙芬无镇痛作用,为中枢性镇咳药。故本题选 D。

5. 解析:林旦霜的使用注意有:①妊娠期妇女禁用;哺乳期妇女停药 4 日后,方可哺乳。②家庭成员、集体宿舍成员中密切接触者均应同时接受治疗。③药品不应与碱性物质或铁器接触。④涂药前勿用热水和肥皂洗澡,以免增加吸收。⑤避免眼和黏膜与药物接触。洗去药物时水温不要过热,以免促进药物吸收。⑥擦药后,可有局部刺激症状,数日后消退;偶有头晕,1~2 日后消失;若长期大量使用,由于药物经皮吸收,可产生较大的神经毒性(如癫痫发作),以及皮肤损害和营养不良等,应立即停药。少数患者可出现荨麻疹。⑦对本药过敏、有癫痫病史者及 4 岁以下婴幼儿禁用。精神病患者尽量不用。老年患者慎用。故本题选 A。

8. 解析:奥司他韦是前药,通常用于甲型或乙型流感病毒的治疗及预防。用于预防,在密切接触后 48h 内开始用药,或流感季节时预防流感,一次 75mg,每日 1 次,至少 7 日。故本题选 A。

9. 解析:抗疱疹病毒药物与丙磺舒竞争性抑制有机酸的分泌,合用丙磺舒可使阿昔洛韦的排泄减慢,半衰期延长,体内药物蓄积。故本题选 E。

10. 解析:活动性脑出血患者禁用渗透性利尿药(脱水药)。甘露醇的适应证包括:①组织脱水药。用于治疗各种原因引起的脑水肿,降低颅内压,防止脑疝。②降低眼内压。可有效降低眼内压,应用于其他降眼内压药无效时或眼内手术前准备。③渗透性利尿药。用于鉴别肾前性因素或急性肾功能衰竭引起的少尿,亦可用于预防各种原因引起的急性肾小管坏死。④作为辅助性利尿措施治疗肾病综合征、肝硬化腹水,尤其是当伴有低蛋白血症时。⑤对某些药物过量或毒物中毒(如巴比妥类药物、锂、水杨酸盐和溴化物等),本药可促进上述物质的排泄,并防止肾毒性。⑥作为冲洗剂,应用于经尿道前列腺切除术。⑦术前肠道准备。故本题选 B。

11. 解析:α_1 受体阻滞药(赛洛多辛、特拉唑嗪、多沙唑嗪、阿夫唑嗪、坦洛新)适于需要尽快改善急性症状的患者。5α 还原酶抑制剂(非那雄胺、依立雄胺、度他雄胺)的起效速度相对较慢,一般需要用药治疗 6~12 个月以获得最大疗效,不适于需要尽快解决急性症状的患者。美托拉宗是利尿药。故本题选 E。

12. 解析:美司钠一般静脉注射常用剂量为环磷酰胺的 20%。可防止膀胱毒性的发生,常规用于环磷酰胺的治疗过程。故本题选 A。

13. 解析:葡醛内酯在体内可与含有羟基或羧基的毒物结合,形成低毒或无毒结合物,由尿排出体外,保护肝脏和解毒,用于急慢性肝炎的辅助治疗。故本题选 C。

14. 解析:患者因餐后出现反酸、烧心、胸痛症状且夜间加重,此为胃食管反流病的典型症状。反流患者初始治疗的目的是尽快缓解症状,治愈食管炎。质子泵抑制剂可产生显著而持久的抑酸效果,是胃食管反流病治疗的首选药物。故本题选 A。

15. 解析:双嘧达莫适应证:用于缺血性心脏病、血栓栓塞性疾病、心肌缺血的诊断实验。严重冠脉病变患者,使用后缺血可能加重(窃血现象)。故本题选 A。

16. 解析:①以下药品被报告降低华法林作用:硫唑嘌呤、巴比妥类、卡马西平、氯氮䓬(利眠宁)、氯噻酮、环孢素、双氯青霉素、灰黄霉素、异烟肼、巯嘌呤、美沙拉嗪、利福平、丙戊酸钠、安体舒通、氯哌三唑酮(曲唑酮)、维生素 C。②有的草药可能降低华法林钠作用,例如人参、贯叶连翘。贯叶连翘可降低华法林钠作用,这是由于贯叶连翘能诱导代谢酶,所以凡含贯叶连翘草药都不应与华法林钠同时服用,诱导作用可在贯叶连翘停用后维持 2 周之长。若患者已正在服用贯叶连翘,检测 INR;停用贯叶连翘后严密监测 INR,因 INR 可能上升,华法林钠剂量可能需要调整。故本题选 C。

17. 解析:肝素在体外和体内都能抑制导致血液凝结和血纤维蛋白凝块形成的反应,能预防血栓发生,但肝素不具有纤溶活性,不能裂解已有的血凝块,不是溶栓药。肝素还具有防止纤维蛋白原转化为纤维蛋白、刺激脂蛋白脂肪酶的释放(脂蛋白脂肪酶将甘油三酸酯水解为甘油和游离脂肪酸)等其他生理活性。故本题选 B。

18. 解析:肝素常见的不良反应是:①出血最常见,是剂量依赖性不良反应,特别是皮肤、黏膜、伤口、胃肠道和泌尿生殖系统出血容易出现。②偶见轻度血小板减少症,也可能发生严重的肝素诱导性血小板减少。③骨质疏松:长时间(数月)使用肝素者可能产生骨质疏松,尤其是在易患人群。故本题选 A。

19. 解析:①噻氯匹定的活性代谢产物是经细胞 CYP450 代谢途径产生,通过作用于 P2Y112 受体起效,从而抑制 ADP 介导的血小板聚集,并且抑制作用不可逆。②氯吡格雷通过选择性、不可逆地结合 P2Y12 受体,进而阻断 ADP 等激动剂诱导的血小板聚集。③替格瑞洛拮抗 P2Y12 的作用可逆。④阿司匹林对血小板 COX-1 的活性抑制是永久的、不可逆的,持续至血小板的整个寿命周期。⑤利伐沙班是口服直接因子 X 抑制剂,并未证明其对血小板有影响。故本题选 A。

20. 解析:华法林治疗初期每日监测 INR。INR 正常值:0.8~1.5,用药次日起即应根据凝血酶原时间调整剂量,目标值在 2~3。当 >4 时出血危险性增加,出血可用维生素 K_1 拮抗;题中 INR 值未超过 4,可以考虑适当减量。故本题选 D。

21. 解析:①CYP2C19 基因型检测已经普遍开展,发现氯吡格雷抗血小板作用不足者可进行检测。②相互作用:由于氯吡格雷部分由 CYP2C19 代谢为活性代谢物,使用抑制此酶活性的药物将导致氯吡格雷活性代谢物水平的降低并降低临床有效性。不推荐与抑制 CYP2C19 的药物(如奥美拉唑)联用,抑制 CYP2C19 的药物还包括埃索美拉唑、氟伏沙明、氟西汀、吗氯贝胺、伏立康唑、氟康唑、环丙沙星、西咪替丁、卡马西平、奥卡西平、氯霉素。③在常规服药时间的 12 小时内漏服,应立即补服一次标准剂量,并按照常规服药时间服用下一次剂量;超过常规服药时间的 12 小时后漏服,应在下次常规服药时间服用标准剂量,无须剂量加倍。④在需要进行择期手术的患者,如抗血小板治疗并非必须,则应在术前停用氯吡格雷 7 日以上。故本题选 B。

22. 解析:右旋糖酐的主要不良反应为过敏反应,可在给药后的几分钟内发生。因此建议在给予患者初次剂量前先给予 0.5mL 右旋糖酐注射剂(相当于 25mg 铁),如 60 分钟后无不良反应发生,再给予剩余的剂量。具体用法如下:①静脉滴注:100~200mg 右旋糖酐用 0.9% 氯化钠溶液或 5% 葡萄糖溶液稀释至 100mL。给予首次剂量时,应先缓慢滴注 25mg 至少 15 分钟,如无不良反应发生,可将剩余剂量在 30 分钟内滴注完毕。②静脉注射:将相当于100~200mg铁(2~4mL)的右旋糖酐用0.9%氯化钠溶液或5%葡萄糖溶液10~20mL稀释后缓慢静脉推注,同样在初次给药时先缓慢推注25mg(1~2分钟),如无不良反应发生,再给予剩余的剂量(0.2mL/min)。③肌内注射不需稀释。④总补铁剂量大至20mg/kg的右旋糖酐也可采用一次性滴注给药的方法。此法应将所给剂量稀释至0.9% NaCl或5%葡萄糖溶液250~1000mL中,并静脉滴注4~6小时。⑤最常见的不良反应是皮肤瘙痒(1.5%)和呼吸困难(1.5%)。急性过敏反应表现为呼吸困难、潮红、胸痛和低血压,发生率约0.7%,缓慢静脉注射可降低急性严重反应。过敏反应一般出现在给予试验剂量时间内。故本题选D。

23. 解析:直接因子X抑制剂的药理作用与作用机制。①通过抑制因子X可以中断凝血级联反应的内源性和外源性途径,进而抑制凝血酶的产生和血栓形成。②口服直接因子X抑制剂并不抑制凝血酶,也并未证明其对血小板有影响。口服直接因子X抑制剂也是竞争性、可逆性的,停用后,一旦体内药物代谢消除,因子X的活性就能恢复,无须等待新的因子X活生成。故本题选A。

24. 解析:糖皮质激素并不对抗细菌、真菌等病原微生物,患有活动性肺结核者及肺部真菌、病毒感染者慎用。如皮肤合并感染时,应联合应用抗菌药物;并发全身过敏时,应同服抗过敏药。故本题选B。

26. 解析:生长抑素的药理作用与作用机制。通过静脉注射生长抑素可抑制生长激素、甲状腺刺激激素、胰岛素和胰高血糖素的分泌,并抑制胃酸的分泌。它还影响胃肠道的吸收、动力、内脏血流和营养功能。故本题选E。

27. 解析:①ACTH静脉点滴时遇碱性溶液配伍可发生浑浊、失效。②ACTH与排钾利尿剂合用会加重失钾。③长期使用时,与水杨酸类药物、吲哚美辛等合用可发生或加重消化道溃疡。④糖尿病患者使用时因本药的致高血糖作用需调整、增加降血糖药用量。⑤ACTH可使口服抗凝药的作用降低。故本题选A。

28. 解析:①治疗夜间遗尿症的初始适宜剂量为睡前服用0.2mg,如疗效不显著可增至0.4mg,连续使用3个月后停用此药至少1周,以便评估是否需要继续治疗。治疗期间需限制饮水。②有高血压、肾脏疾病和中枢神经系统疾病引起颅内高压的患儿不适合服用。③用药期间需要监测患者的尿量、尿渗透压和血浆渗透压。故本题选C。

29. 解析:甲状腺内囊状小泡分泌的甲状腺激素包括甲状腺素(四碘甲状腺原氨酸,T_4)和碘甲腺氨酸(三碘甲状腺原氨酸,T_3)。T_3是主要的生理活性物质,能促进生长,提高糖类与氨基酸向细胞内转运,增强生物氧化,提高代谢率。T_4要转变为T_3才能发挥作用。T_3的生物活性较T_4强3~5倍,其游离型为T_4的10倍,作用快而强,排泄亦快,维持时间短。故本题选B。

30. 解析:①高龄患者、心功能不全者及严重黏液性水肿患者开始剂量应减为每日12.5~25μg,以后每2~4周递增25μg,不必要求达到完全替代剂量,一般每日75~100μg即可。②妊娠期需要监测甲功评估使用。其由乳汁分泌甚微,故哺乳期妇女服用适量甲状腺素对婴儿无不良影响。③老年患者对甲状腺激素较敏感,超过60岁者甲状腺激素替代需要量比年轻人约低25%。④伴有腺垂体功能减退或肾上腺皮质功能不全者应先用皮质类固醇,等肾上腺皮质功能恢复正常后再用本类药。⑤本品服用后起效较慢,几周后才能达到最高疗效。停药后药物作用仍能存在几周。故本题选B。

31. 解析:强心苷类中毒主要表现为心律失常,最多见的是室性早搏、室性心动过速,很少引起心房颤动或心房扑动。常见的还有房室传导阻滞和心电图的改变,包括ST段压低,T波倒置,Q-T间期缩短。中毒剂量的地高辛可以影响心肌收缩,加重心力衰竭。洋地黄静脉快速给药时可使血压一过性升高。神经系统不良反应还包括意识丧失、眩晕、嗜睡、烦躁不安、神经异常、亢奋和罕见癫痫。其他,如三叉神经痛、梦魇、器质性脑病综合征(包括长期和短期的记忆)、学习和记忆力减退等也有报道。这些神经症状可能与强心苷抑制神经系统Na^+-K^+-ATP酶有关。感官系统可见色觉异常(红-绿、蓝-黄辨认异常),在洋地黄中毒情况下更为常见。故本题选D。

32. 解析:强心苷类适用于已经使用利尿剂、ACEI(或ARB)和β受体阻滞剂治疗而仍持续有症状的慢性收缩性心力衰竭或合并心室率快的心房颤动患者。强心苷类药的禁忌包括:①预激综合征伴心房颤动或扑动者。②伴窦房传导阻滞、二度或三度房室传导阻滞又无起搏器保护者。③肥厚型梗阻性心肌病、单纯的重度二尖瓣狭窄伴窦性心律者。④室性心动过速、心室颤动者。⑤急性心肌梗死后患者,特别是有进行性心肌缺血者,应慎用或不用地高辛。故本题选 A。

33. 解析:①克拉维酸是 β - 内酰胺酶不可逆抑制剂。②舒巴坦抑酶活性比克拉维酸低,但稳定性增强。③他唑巴坦抑酶谱广度和活性都强于克拉维酸和舒巴坦。故本题选 A。

35. 解析:①青霉素用药前必须先做青霉素皮肤敏感性试验,阳性反应者禁用。必须应用青霉素类者需慎重为患者脱敏。但皮试阴性者不能排除出现过敏反应的可能。②对一种青霉素类过敏者可能对其他青霉素类亦过敏,也可能对青霉胺或头孢菌素类过敏。③为了防止严重过敏反应的发生,用青霉素类前必须详细询问既往病史,包括用药史,是否有青霉素类、头孢菌素类或其他 β - 内酰胺类抗生素过敏史,或过敏性疾病史,有无易为患者所忽略的过敏反应症状,如胸闷、瘙痒、面部发麻、发热等,以及有无个人或家属变态反应性疾病史等。④青霉素类抗生素静脉和口服给药,用药前均需做青霉素皮肤敏感性试验,阳性反应者禁用。有青霉素类药物过敏史者禁用。故本题选 E。

36. 解析:①头孢呋辛可导致高铁氧化物法血糖试验呈假阴性,故应用本品期间,应以葡萄糖酶法或抗坏血酸氧化酶试验测定血糖浓度。可使硫酸铜法尿糖试验呈假阳性,但葡萄糖酶法则不受影响。②头孢克洛的不良反应常见为排软便、腹泻、胃部不适、恶心、食欲缺乏、嗳气等胃肠道反应。血清病样反应较其他口服抗生素多见,儿童患者中尤其常见,典型症状包括皮肤反应和关节痛。③服用相同剂量头孢克肟混悬液与片剂后血药浓度以前者为高。④头孢噻肟快速静脉注射(<60 秒)可能引起致命性心律失常。应用头孢噻肟治疗可能发生中性粒细胞减少及罕见的中性粒细胞缺乏症,尤其是疗程长者。因此,疗程超过 10 日者应监测血常规。⑤为避免在肺或肾中沉淀头孢曲松钙盐,造成致命性危害,禁止头孢曲松静脉给药与含钙的药品(包括胃肠外营养液)静脉给药同时进行。如前后使用,之间应有其他静脉输液间隔,新生儿应有 48 小时以上的时间间隔。故本题选 E。

38. 解析:目前认为多黏菌素的抗菌作用机制为:①其分子中的聚阳离子环与革兰阴性杆菌细胞膜上的磷酸基结合,致细胞膜通透性增加,细胞内的嘌呤、嘧啶等小分子物质外漏,细菌膨胀、溶解死亡。②可经囊泡接触途径,使细胞内外膜之间的成分交叉,引起渗透不平衡,导致细菌膨胀、溶解。③氧化应激反应导致羟自由基的积累,破坏细菌的 DNA。④具有中和内毒素作用。故本题选 D。

39. 解析:异烟肼对各型结核分枝杆菌都有高度选择性抗菌作用,是目前抗结核药物中具有最强杀菌作用的合成抗菌药,对其他细菌几乎无作用。故本题选 A。

40. 解析:①吡嗪酰胺不良反应最常见者为肝脏损害,如血清转氨酶升高,甚或出现黄疸,均应停药并进行积极保肝治疗。不良反应往往与药物剂量有明显关系,每日剂量达 2 ~ 3g 时,肝损害明显。目前短程化方案大都包括此药,用量为每日 1. 5g,此剂量对肝脏影响不大。②其次为痛风样关节炎,主要发生在大关节,多在开始用药的 1 ~ 2 个月内,可能由于吡嗪酰胺促进肾小管对尿酸的重吸收,引起血清尿酸浓度增高,停药后可缓解。故本题选 B。

[41 ~ 43]解析:①银杏叶提取物禁用于对银杏或银杏叶提取物中任何成分过敏者及使用抗血小板药物或抗凝血药者。故 41 题选 E。②癫痫、肾功能不全、机械性肠梗阻、心绞痛患者禁用石杉碱甲。故 42 题选 D。③吡拉西坦禁用于锥体外系疾病、亨廷顿病患者及对吡拉西坦过敏者。故 43 题选 A。

[44 ~ 46]解析:①3 岁以下儿童使用丙戊酸钠发生肝功能损害的危险较大,且本品可蓄积在发育的骨骼内,需引起注意。故 44 题选 A。②卡马西平用于治疗癫痫、躁狂症、三叉神经痛、神经源性尿崩症、糖尿病神经病变引起的疼痛,预防或治疗躁狂 - 抑郁症。故 45 题选 E。③单胺氧化酶抑制剂(本题中的吗氯贝胺)与阿片类镇痛药尤其是吗啡、哌替啶合用可发生严重的甚至致死的不良反应,包括躁狂、多汗、僵直、呼吸抑制、昏迷、惊厥和高热。故 46 题选 B。

[47 ~ 49]解析:肾组织内同时具有 COX - 1 和 COX - 2,它们共同维护肾小球和肾小管的生理功

能,因此某些 NSAID 有下肢浮肿、血压升高、电解质紊乱等不良反应,在有潜在性肾病变者甚至可引起一过性肾功能不全。故 47 题选 C。胃壁 COX-1 产生的各类前列腺素可促进胃壁血流、分泌黏液和碳酸氢盐以中和胃酸,保护胃黏膜不受损伤及维持胃正常功能。当 NSAID 在抗炎镇痛(即抑制 COX-2)所需剂量大于抑制 COX-1 时,则出现严重胃肠道不良反应,症状包括胃、十二指肠溃疡及出血,胃穿孔等。故 48 题选 B。选择性 COX-2 抑制剂虽可避免胃肠道的损害,但选择性 COX-2 抑制剂抑制血管内皮的前列腺素生成,使血管内的前列腺素和血小板中的血栓素动态平衡失调,导致血栓素升高,促进血栓形成,因而存在心血管不良反应风险。故 49 题选 A。需要补充的是,对乙酰氨基酚大部分在肝脏代谢,但中间代谢产物对肝脏有毒副作用。

[50~52]解析:按作用机制来分,平喘药分可为六类:①β_2肾上腺素受体激动剂,包括沙丁胺醇、特布他林、沙美特罗等。故 50 题选 D。②M 胆碱受体阻滞剂,如异丙托溴铵。故 51 题选 A。③黄嘌呤类药物,如茶碱、氨茶碱、多索茶碱、二羟丙茶碱等。故 52 题选 B。④过敏介质阻释剂,如肥大细胞膜稳定剂色甘酸钠,H_1受体阻滞剂酮替芬等。⑤肾上腺皮质激素,如氢化可的松、布地奈德、氟替卡松、倍氯米松等,它们还有抗过敏作用。⑥白三烯调节剂,如孟鲁司特、扎鲁司特、普鲁司特等。

[53~54]解析:①常用的短效β_2受体激动剂有沙丁胺醇和特布他林,平喘作用维持 4~6h,是缓解轻、中度急性哮喘症状的首选药。沙丁胺醇口服给药后 30min 内起效,吸入可快速起效(3~5min),具有速效、短效、高选择性特点,气雾剂主要用于缓解哮喘或慢性阻塞性肺疾病(COPD)患者的支气管痉挛,预防运动诱发的急性哮喘,或其他过敏原诱发的支气管痉挛。故 53 题选 A。②长效β_2受体激动剂有福莫特罗、沙美特罗及丙卡特罗,平喘作用维持 10~12h。长效β_2受体激动剂又分为速效(数分钟起效)和缓慢起效(30min 起效)两类。长效β_2受体激动剂不推荐单独使用,须与吸入型肾上腺皮质激素联合应用,不适合初始用于快速恶化的急性哮喘发作,仅用于需要长期用药的患者。但福莫特罗可作为气道痉挛的应急缓解药物。故 54 题选 B。

[55~56]解析:抗角化药作用特点:①与维 A 酸细胞核受体有较高亲和力,如维 A 酸类似物。②能抑制皮肤角质形成细胞的过度增生和诱导其分化,从而使银屑病表皮细胞的增生和分化得到纠正。如维生素 D_3的衍生物卡泊三醇。故 55 题选 B。③通过角蛋白表达正常化,促进角朊细胞末端分化,如维 A 酸类的阿维 A 酯、阿维 A。④可抑制表皮细胞的有丝分裂,使皮肤增生速率恢复正常,如煤焦油。⑤抑制细胞代谢酶代谢,使酶失去活性,降低增生表皮的有丝分裂,使表皮细胞增生恢复正常,如地蒽酚。故 56 题选 E。

[65~66]解析:①肝药酶诱导剂如巴比妥类、糖皮质激素、别嘌醇及氯霉素等对环磷酰胺的代谢、活性和毒性均有影响,并用时应注意。故 65 题选 B。②噻替派可增加血尿酸水平,为控制高尿酸血症可给予别嘌醇。故 66 题选 B。

[69~71]解析:昂丹司琼用于预防化疗和放疗引起恶心呕吐时,方案如下:①成人方案一:化疗治疗前即刻缓慢(不得少于 30 秒)肌内或静脉注射 8mg,首次给药之后间隔 2~4 小时,可追加 2 次,各 8mg,或者恒速静脉输注 1mg/h,持续 24 小时;高致吐性化疗,最大起始剂量 16mg,16mg 剂量需稀释后静脉输注,输注时间 15 分钟;继续治疗(预防迟发性或延迟性呕吐),次日每 12 小时口服 8mg,连续使用 2~3 日,最长 5 日。故 69 题选 C。②成人方案二:化疗前 15 分钟、化疗后 4 小时及 8 小时各静脉注射 8mg,停止化疗以后每 8~12 小时口服昂丹司琼胶囊 8mg,连用 5 日。③儿童和青少年(6 个月~17 岁):可基于体表面积($5mg/m^2$)或者体重(0.15mg/kg)计算剂量,化疗前立即静脉注射,但剂量不得超过 8mg;口服制剂可以在 12 小时后开始使用,每次 4mg,一日 2 次,最多可连服 5 日,不得超过成人的用药剂量。故 70 题选 B。④中度和重度肝功能损害患者药物清除能力显著下降,每日剂量不应超过 8mg。故 71 题选 B。

[74~76]解析:①人凝血因子Ⅷ来自健康人血浆,用于血友病 A(因子Ⅷ促凝成分缺乏),已有多种重组人凝血因子Ⅷ面世。故 74 题选 C。②重组凝血因子Ⅸ用于血友病 B(因子Ⅸ缺乏)。故 75 题选 B。③维生素 K 缺乏在新生儿中较常见,缘于胎盘转运维生素 K 量少,新生儿初生时体内储存量低及体内肠道的无菌状态阻碍了维生素 K 的利用,母

乳中维生素 K 含量低,新生儿吸乳量少,以及婴儿未成熟的肝脏还不能合成正常数量的凝血因子等原因,因此临床会在婴儿出生时常规给予维生素 K_1 预防治疗。故 76 题选 A。

[79 ~ 81]解析:①早期治疗常见的不良反应:失眠,情绪不稳定,食欲亢进、体重增加或二者兼有,潜在危险因素或其他药物毒性,高血压,糖尿病,消化性溃疡,寻常痤疮。故 79 题选 E。②持续大剂量应用糖皮质激素引起的不良反应:Cushing 综合征体型,HPA 轴抑制,感染,骨坏死,肌病,伤口愈合不良。故 80 题选 B。③隐匿的或延迟的不良反应与并发症:骨质疏松症,皮肤萎缩,白内障,动脉粥样硬化,生长迟滞,脂肪肝。故 81 题选 A。④少见及不可预测的并发症:精神病,假性脑瘤,青光眼,硬膜外脂肪过多症,胰腺炎,过敏性休克,脑静脉血栓形成,纵隔脂肪沉积症。

[87 ~ 88]解析:去乙酰毛花苷(西地兰 D)为毛花苷丙经弱碱水解去甲酰化的产物。故 87 题选 D。去乙酰毛花苷在体内失去葡萄糖基和乙酸转化为地高辛。故 88 题选 A。

[93 ~ 94]解析:①呋喃妥因可被细菌的黄素蛋白还原,其产生的活性产物可抑制乙酰辅酶 A 等多种酶,从而改变细菌的核糖体蛋白及其他大分子蛋白,导致细菌代谢紊乱并损伤其 DNA。故 93 题选 E。②硝基咪唑类(替硝唑)杀菌机制尚未完全阐明,本类药物被还原后的代谢物可抑制细菌的 DNA 代谢过程,促使细菌死亡。本类药物抗阿米巴原虫的机制为抑制其氧化还原反应,使原虫的氮链发生断裂。故 94 题选 B。

[97 ~ 98]解析:①吡咯类药物(伊曲康唑)作用机制是抑制真菌中由细胞色素 P450 介导的 14α - 甾醇去甲基化,从而抑制真菌细胞膜主要固醇类麦角固醇的生物合成,损伤真菌细胞膜并改变其通透性,以致细胞内重要物质摄取受影响或流失而使真菌死亡。故 97 题选 C。②两性霉素 B 通过与敏感真菌细胞膜上的甾醇(主要为麦角固醇)相结合,引起细胞膜的通透性改变,导致细胞内重要物质如钾离子、核苷酸和氨基酸等外漏,从而破坏细胞的正常代谢,抑制其生长。故 98 题选 A。

103. 解析:更年期综合征妇女使用激素替代治疗:①应在绝经后 6 年之内开始。②绝经后使用雌激素可缓解更年期症状,但增加患糖尿病的风险。③激素替代疗法应结合患者情况个体化制定。④可以降低绝经后妇女骨质疏松症的发生风险。故本题选 B。

107. 解析:头孢曲松蛋白结合率为 85% ~ 95%,可从血清蛋白结合部位取代胆红素,有黄疸的新生儿或有黄疸严重倾向的新生儿应慎用或避免使用,避免引起这些患者的胆红素脑病。故本题选 C。

108. 解析:头孢噻肟、头孢他啶、头孢哌酮属于第三代头孢菌素,对 G^+ 球菌活性比第一、二、四代均弱,头孢唑林属于第一代头孢菌素,但早产儿及 1 个月以下的新生儿不推荐应用,所以选择对革兰阳性球菌有效的阿莫西林,阿莫西林蛋白结合率为 17% ~ 20%。故本题选 C。

109. 解析:万古霉素静脉滴注:儿童,每次 10mg/kg,每 6 小时 1 次。经计算日剂量为 40mg/kg。故本题选 C。

110. 解析:万古霉素快速滴注时可出现血压降低,甚至心搏骤停,以及喘鸣、呼吸困难、上部躯体发红(红人综合征,主要由嗜碱性粒细胞和肥大细胞释放组胺引起,用苯海拉明和减慢万古霉素输注速度可以避免该反应的发生)。故本题选 D。

112. 解析:常用的抗风湿药物包括非甾体类抗炎药,以及糖皮质激素,慢作用抗风湿药(SAARD)和生物制剂。其中,慢作用抗风湿药起效较慢,具有缓解和阻止关节炎和结缔组织病进展的作用,又名缓解病情抗风湿药(DMARD)。常用慢作用抗风湿药如下。①甲氨蝶呤(MTX):本药抑制细胞内二氢叶酸还原酶,使嘌呤合成受抑,同时具抗炎作用。②柳氮磺吡啶:为磺胺类抗菌药。属口服不易吸收的磺胺药,吸收部分在肠微生物作用下分解成 5 - 氨基水杨酸和磺胺吡啶,从而抑制前列腺素的合成及其他炎症介质如白三烯的合成,从而发挥抗炎、抗风湿作用。③来氟米特:主要抑制合成嘧啶的二氢乳清酸脱氢酶,使活化淋巴细胞的生长受抑。④羟氯喹和氯喹:抗疟药本身具有抗炎、调节免疫等作用。⑤金制剂:含金的口服抗风湿药能减少类风湿因子及其抗体形成,抑制前列腺素合成和溶菌酶的释放,并有与免疫球蛋白补体结合的作用,阻断关节炎的发展。与非甾体药合用,可提高治愈率,用于成人类风湿关节炎的治疗。有抗炎作用,起效慢。⑥双醋瑞因:为骨关节炎 IL-1 的重要抑制剂。经细胞实验及动物实验证实,本品可诱导软骨生成,具有止痛、抗炎及退热作用;不抑制前列腺素合成;对骨关节炎有延缓疾病进程的作用。⑦其他 SAARD:包括青霉胺、雷公藤总苷、硫唑嘌呤、环孢素等。故本题选 ABCDE。

113. 解析:维 A 酸的注意事项有:①妊娠期妇女禁用。哺乳期间应停药。本药有致畸性,育龄妇女至少在用药前一个月、用药期间及治疗终止后一个月确保避孕。②湿疹、晒伤、急性和亚急性皮炎、酒渣鼻患者不宜使用。③不宜用于皮肤皱褶部位。④用药期间避免同时使用含磨砂剂、易引起痤疮或有收敛作用的化妆品。⑤避免同时采用局部光疗照射。⑥避免用于大面积严重痤疮,避免接触眼、鼻、口腔黏膜。⑦与皮质激素、抗生素等合用可增强本药疗效。⑧治疗最初几周,可能出现红斑、灼痛、瘙痒、干燥或脱屑等皮肤刺激现象,一般为轻至中度。待皮肤适应后,以上现象将消失。若红斑、脱屑等持续存在,应降低药物浓度或减少用药次数,暂停用药或停用。⑨对维生素 A 衍生物过敏者禁用。儿童应考虑用药利弊并慎用。对阳光敏感者不应用本药外用制剂。故本题选 ABCDE。

114. 解析:孕激素类药物的不良反应有:①较常见:肠道反应;纳差、痤疮、液体潴留和水肿、体重增加、过敏性皮肤炎症、精神压抑、乳房疼痛、性欲改变、月经紊乱、不规则出血或闭经。②少见:头痛;胸、臀、腿部,特别是腓肠肌处疼痛;手臂和足无力、麻木或疼痛;突发原因不明的呼吸短促;突发失语或发音不清;突然视力改变、复视,不同程度失明等。③长期应用:可引起肝功能异常;缺血性心脏病发病率上升。④早期妊娠时应用:某些雄激素活性高的孕激素可能引起女性后代男性化;后代发生泌尿生殖道畸形,多见尿道下裂。⑤甲羟孕酮:治疗肿瘤剂量过大时可出现类库欣综合征。⑥良性、恶性及未详细说明的肿瘤(包括囊肿和息肉):孕激素依赖性肿瘤的增大(例如脑膜瘤)。⑦精神疾病:抑郁情绪、精神紧张。⑧与雌激素-孕激素治疗相关性不良反应:乳腺癌、子宫内膜增生、子宫内膜癌、性激素依赖性肿瘤(恶性/良性)、静脉血栓形成、心肌梗死、心血管意外。故本题选 ABCDE。

115. 解析:膦甲酸钠静脉滴注时需要注意的事项有:①使用本品期间必须密切监测肾功能。②本品不能采用快速或弹丸式静脉推注方式给药。静脉滴注速度不得大于 1mg/(kg·min)。③为减低本品的肾毒性,使用以前及使用期间患者应水化,静脉输液(5% 葡萄糖注射液或 0.9% 氯化钠注射液)量为 250mL/d,并可适当使用噻嗪类利尿药。④避免与皮肤、眼接触,若不慎接触,应立即用清水洗净。故本题选 ABD。

116. 解析:使用铂类化合物治疗前后,治疗期间和每一疗程之前,应进行肝肾功能、全血计数、血钙,以及听神经功能、神经系统功能等检查。此外,在治疗期间,每周应检查全血计数。通常需待器官功能恢复正常后,才可重复下一疗程。故本题选 ABCDE。

117. 解析:钾离子竞争性酸抑制剂(P-CAB)通过竞争胃壁细胞膜腔面的钾离子来发挥作用,能够对质子泵产生可逆性抑制,从而抑制胃酸分泌。口服后,P-CAB 能快速达到高血浆浓度,因此起效迅速,目前国际上已上市的 P-CAB 有沃诺拉赞和瑞伐拉赞。沃诺拉赞并不主要由 CYP2C19 代谢,同时对质子泵的抑制作用无须酸的激活,可以直接作用于质子泵,因此能够快速起效,且在 1h 内就能达到最大效果,可以比较容易地达到最佳抑酸状态。PPI 体内代谢快,有时无法提供足够长的疗效,有时需要一日给药 2 次。P-CAB 体内代谢慢,具有更持久的胃酸分泌抑制作用。故本题选 ABCE。

118. 解析:注意华法林的起效时间滞后,初始治疗宜联合肝素。治疗初期每日监测 INR。INR:正常值 0.8~1.5,用药次日起即应根据凝血酶原时间调整剂量,应维持 INR 在 2~3。华法林应用过量易致出血,当 INR >4 时出血危险性增加,出血可用维生素 K_1 拮抗。故本题选 AE。

119. 解析:羟甲基戊二酰辅酶 A 还原酶抑制剂的作用特点。除了降低胆固醇的作用,近期研究证实他汀类还具有下列作用:①对抗应激。②减少心血管内皮过氧化,减少血管内皮炎症和内皮素生成。③稳定或缩小动脉粥样硬化的脂质斑块。④减少脑卒中和心血管事件。⑤抑制血小板聚集。⑥降低血清胰岛素,改善胰岛素抵抗。故本题选 ABCDE。

120. 解析:①氨基糖苷类药常见不良反应是耳毒性,包括前庭和耳蜗神经功能障碍。前庭损害表现为眩晕、呕吐、眼球震颤和平衡障碍;耳蜗功能受损可引起耳鸣、听力减退甚至耳聋。②氨基糖苷类药在肾皮质高浓度蓄积,可损害近曲小管上皮细胞,引起肾小管肿胀,甚至坏死,出现蛋白尿、管型尿或红细胞尿,严重者可出现氮质血症、肾功能不全等。氨基糖苷类的肾毒性通常是可逆的,但耳毒性不可逆。③氨基糖苷类可与体液内的钙离子络合,降低组织内钙离子浓度,抑制节前神经末梢乙酰胆碱的释放并降低突触后膜对乙酰胆碱的敏感性,造成神经肌肉接头处传递阻断,由此可发生心肌抑制、血压下降、肢体瘫痪,甚至呼吸肌麻痹而窒息死亡。④过敏反应可引起皮疹、发热、嗜酸性粒细胞增多等,甚至引起严重过敏性休克,尤其是链霉素,应引起警惕。故本题选 ABCDE。

押题秘卷(五)答案

1. B	2. C	3. B	4. B	5. D	6. C	7. A	8. B	9. B	10. D
11. C	12. D	13. B	14. D	15. E	16. A	17. C	18. A	19. B	20. B
21. E	22. E	23. B	24. A	25. D	26. C	27. A	28. A	29. E	30. A
31. B	32. B	33. E	34. E	35. E	36. D	37. C	38. C	39. A	40. B
41. C	42. A	43. E	44. E	45. A	46. C	47. C	48. A	49. B	50. A
51. D	52. B	53. A	54. A	55. B	56. E	57. C	58. D	59. A	60. B
61. C	62. B	63. C	64. A	65. D	66. B	67. A	68. B	69. A	70. D
71. D	72. C	73. C	74. E	75. B	76. C	77. B	78. D	79. A	80. B
81. E	82. D	83. B	84. C	85. E	86. E	87. B	88. E	89. A	90. A
91. E	92. D	93. A	94. D	95. E	96. D	97. A	98. E	99. E	100. E
101. D	102. B	103. A	104. E	105. E	106. E	107. C	108. E	109. A	110. A

111. ABCD　112. ABCD　113. AB　114. ABDE　115. ACD
116. ABCDE　117. ABCDE　118. BDE　119. ABCDE　120. DE

押题秘卷(五)解析

1. 解析:含有咪唑并吡啶结构的唑吡坦为γ-氨基丁酸A型($GABA_a$)受体激动剂,仅具有镇静催眠作用,而无抗焦虑、肌肉松弛和抗惊厥等作用。口服后消化道吸收迅速,血浆蛋白结合率高,主要经肝脏代谢,经肾脏排出。故本题选B。

2. 解析:巴比妥类药物为肝药酶诱导剂,长期应用巴比妥类药患者,合用乙酰氨基酚类药,会降低乙酰氨基酚类药的疗效,增加肝中毒危险。与糖皮质激素、洋地黄类、环孢素、奎尼丁、三环类抗抑郁药合用,可降低这些药物的效应。与抗凝血药合用,抗凝作用减弱,停用巴比妥类药后又可引起出血倾向,因此在调整抗凝血药剂量时需定期检测凝血酶原时间。应用甲氧氟烷之前服用巴比妥类药,可增加肾代谢产物的产生,以致肾脏中毒危险性增加。与中枢神经系统抑制剂或单胺氧化酶抑制剂合用,可引起神经系统抑制效应增强,因此两种药物的剂量均应降低。故本题选C。

4. 解析:抗痛风药的禁忌证:①妊娠期及哺乳期妇女、过敏者禁用。②骨髓增生低下及肝肾功能中重度不全者禁用秋水仙碱。③肾功能不全者、伴有肿瘤的高尿酸血症者、使用细胞毒的抗肿瘤药、放射治疗患者及2岁以下儿童禁用丙磺舒。④痛风性关节炎急性发作期,有中、重度肾功能不全或肾结石者禁用苯溴马隆。苯溴马隆为促进尿酸排泄药,此类药可抑制近端肾小管对尿酸盐的重吸收,使尿酸排出增加,从而降低血尿酸浓度,减少尿酸沉积,但升高尿尿酸水平而易导致肾结石。故本题选B。

5. 解析:妥布霉素滴眼液可与眼膏合用,即白天使用滴眼液,晚上使用眼膏。庆大霉素氟米龙滴眼液使用前先用力摇匀。大剂量长期(超过3个月)使用氯霉素滴眼液可引起视神经炎或视神经乳头炎。夫西地酸滴眼液用于急性细菌性结膜炎治疗需要持续到症状消除后5日。重组人干扰素α2b滴眼液治疗时一般2周为一疗程。故本题选D。

6. 解析:毛果芸香碱滴眼液选择性直接作用于M胆碱受体,如果意外出现毛果芸香碱毒性反应,如流涎、出汗、恶心、呕吐、腹泻等,应及时就诊,并及时给予抗胆碱药如阿托品等进行对抗治疗。故本题选C。

7. 解析:①磺胺类药物(磺胺多辛)属于二氢叶酸合成酶的抑制剂,能抑制疟原虫的叶酸代谢,但单独应用效果较差,与二氢叶酸还原酶抑制剂如乙胺嘧啶、甲氧苄氨嘧啶联合应用,可使疟原虫的叶酸代谢受到双重抑制,增强抗疟作用。②磺胺多辛不能与对氨基苯甲酸及对氨苯甲酰基的局麻药如普鲁卡因、苯佐卡因、丁卡因等合用,两者相互拮抗。故本题选A。

8. 解析:①禁忌:有活动性肺结核、严重心脏病、肝脏病、肾脏病、急性传染病者应暂缓治疗。②注意事项:在重度罗阿丝虫感染者采用乙胺嗪治疗后可发生脑病和视网膜出血等;对儿童有蛔虫感染者应先驱蛔虫。故本题选B。

9. 解析:①用于治疗成人慢性丙型肝炎病毒(HCV)感染。用于初治和复治的非肝硬化及肝硬化患者,不须要联合使用利巴韦林。②肝功能不全患者:无须调整给药剂量。③肾功能不全患者:对于轻度或中度肾功能损害患者,无须调整剂量。尚未对重度肾功能损害患者进行评估。④头痛、疲劳和恶心是在接受12周药物治疗的患者中报告的最常见(发生率≥10%)的不良事件。⑤HCV和HBV合并感染患者中的乙型肝炎病毒再激活风险,在开始EPCLUSA(索磷布韦400mg/维帕他韦100mg)治疗前对所有患者进行当前或既往乙型肝炎病毒(HBV)感染迹象检测。故本题选B。

11. 解析:吉非替尼、厄洛替尼、阿法替尼、奥希替尼、克唑替尼均可能出现的严重不良反应是间质性肺炎。一旦确诊是ILD(间质性肺炎),则应停止治疗,必要时给予适当的对症治疗。故本题选C。

12. 解析:对严重呕吐或处理效果不佳者,可给予5-HT_3受体阻滞剂,包括昂丹司琼、格雷司琼、雷莫司琼和托烷司琼;对化疗后的急性或延迟性恶心与呕吐发作者,也可给予神经激肽受体拮抗剂阿瑞吡坦,提高对恶心和呕吐的控制。故本题选D。

13. 解析:PPI为前体药物,经小肠口服吸收或静脉给药后,由血液进入壁细胞后并不能直接作用于质子泵,而是在壁细胞微管的酸性环境中,经酸催化转换为活性形式,即亚磺酰胺的活性形式,然后通过二硫键与质子泵的巯基呈不可逆性结合,形成亚磺酰胺与质子泵的复合物,从而抑制 H^+-K^+-ATP 酶的活性,使壁细胞内的 H^+ 不能转运到胃腔中,阻断了胃酸分泌的最后步骤,使胃液中的胃酸量大为减少,对基础胃酸分泌和各种刺激因素引起的胃酸分泌均有很强的抑制作用。此外,PPI 对质子泵的抑制作用是不可逆的,待新的质子泵生成后,才能恢复泌酸作用,故抑酸作用时间长。故本题选 B。

15. 解析:①左甲状腺素可能降低降糖药物的降血糖效应。②使用甲状腺素治疗开始时可能出现心动过速、心律不齐、心绞痛、头痛、肌肉无力和痉挛、潮红、发热、呕吐、月经紊乱、震颤、坐立不安、失眠、多汗、体重下降和腹泻。在上述情况下,应该减少患者的每日剂量或停药几日。③甲状腺激素类药物禁用于冠心病、动脉硬化、高血压、垂体功能不足、肾上腺功能不足和自主性高功能性甲状腺腺瘤。④含铝药物、含铁药物和碳酸钙可降低左甲状腺素的作用。⑤含大豆物质、高纤维素和高蛋白的食物可能会降低本品在肠道中的吸收量。口服甲状腺素制剂时空腹服药后至少 30 分钟后进食。故本题选 E。

16. 解析:应用胰岛素或促胰岛素分泌剂,应从小剂量开始,渐增剂量,谨慎地调整剂量。患者应定时定量进餐,如果进餐量减少应相应减少降糖药剂量,有可能误餐时应提前做好准备。运动前应增加额外的碳水化合物摄入。故本题选 A。

17. 解析:格列吡嗪、格列本脲、格列齐特及格列美脲是第二代磺酰脲类药物。不同的磺酰脲类药物降低血糖作用基本等效,但是这些药物的吸收、代谢及有效剂量有所差异,临床治疗中不能仅仅比较磺酰脲类降糖药的血浆半衰期,因为生物效应的持续时间比半衰期长,引发的降糖效应取决于生物效应。因此出现降低血糖的作用时间也更长。磺酰脲类药如使用不当可致低血糖,尤其是老年患者和肝、肾功能不全者。磺酰脲类药物还可致体重增加。故本题选 C。

18. 解析:格列本脲的药物相互作用包括:①与β受体阻滞剂合用,可增加低血糖的危险,而且可掩盖低血糖的症状,如脉率增快、血压升高。②与氯霉素、胍乙啶、胰岛素、单胺氧化酶抑制剂、水杨酸盐、磺胺类同时用,可加强本药降血糖作用。③肾上腺皮质激素、肾上腺素、苯妥英钠、噻嗪类利尿剂、甲状腺素可增加血糖水平。故本题选 A。

19. 解析:非磺酰脲类(又称格列奈类)快进快出,吸收快,起效快,作用时间短,有效地模拟生理性胰岛素分泌,既可降低空腹血糖,又可降低餐后血糖,可降低 HbA_1c 0.3% ~1.5%,降糖速度亦快,无须餐前 30 分钟服用,因而又称为"餐时血糖调节剂"。代表药物有瑞格列奈、那格列奈、米格列奈。故本题选 B。

20. 解析:精蛋白生物合成人胰岛素(预混 30R)的组成为 30% 短效胰岛素加 70% 低精蛋白锌胰岛素。故本题选 B。

21. 解析:SGLT-2 抑制剂的常见不良反应为生殖泌尿道感染,罕见的不良反应包括酮症酸中毒,主要发生在 1 型糖尿病患者;急性肾损伤、骨折风险和足趾截肢。SGLT-2 抑制剂单独使用时不增加低血糖发生的风险,SGLT-2 抑制剂可降低血压、减轻体重。故本题选 E。

22. 解析:静脉使用维拉帕米:①必须在持续心电监测和血压监测下,缓慢静脉注射至少 2 分钟。本品注射液与林格液、5% 葡萄糖注射液或氯化钠注射液均无配伍禁忌。因无法确定重复静脉给药的最佳给药间隔,必须个体化治疗。一般起始剂量为 5~10mg(或按体重 0.075~0.15mg/kg),稀释后缓慢静脉推注至少 2 分钟。如果初反应不令人满意,首剂 15~30 分钟后再给一次 5~10mg,或按体重 0.15mg/kg。②静脉滴注给药,每小时 5~10mg,加入氯化钠注射液或 5% 葡萄糖注射液中静滴,一日总量不超过 50~100mg。故本题选 E。

23. 解析:①替米沙坦:肝脏轻、中度障碍患者血浆药物浓度明显增加,使用初始剂量宜小,每日用量不应超过 40mg,重度肝损害或胆道阻塞性疾病患者应该避免使用替米沙坦。②氯沙坦钾:老年患者或肾损害患者,包括透析患者,不必调整起始剂量,肝损害患者考虑使用较低剂量。③厄贝沙坦:肾功能损伤患者无须调整剂量,但是对血液透析患者初始剂量可考虑用 75mg。④缬沙坦:轻中度肾损伤无须调整起始剂量,肌酐清除率小于 30mL/min 禁止使用,非胆管源性、无胆汁淤积的轻、中度肝损伤无须调整起始剂量。⑤奥美沙坦:中度到明显的肝肾功能损害无须调整剂量,但是可以考虑较低的起始剂量,在周密监护下使用。故本题选 B。

24. 解析:①对平滑肌的作用:a. 血管平滑肌:血管平滑肌的肌浆网发育较差,血管收缩时所需要的 Ca^{2+} 主要来自细胞外,故血管平滑肌对钙通道阻滞剂的作用很敏感。该类药物能明显舒张血管,主要舒张动脉,对静脉影响较小,因此可以用于降低血压。b. 其他平滑肌:钙通道阻滞剂对支气管平滑肌的松弛作用较为明显,较大剂量也能松弛胃肠道、输尿管及子宫平滑肌。②抗动脉粥样硬化作用:Ca^{2+} 参与动脉粥样硬化的病理过程,如平滑肌增生,脂质沉淀和纤维化,钙通道阻滞剂可以干扰这些过程的发生发展,用于心绞痛的治疗。③对红细胞和血小板结构与功能的影响:可以减轻 Ca^{2+} 超载对红细胞的损伤,抑制血小板活化。④对肾脏功能的影响:对肾脏具有保护作用。故本题选 A。

27. 解析:①青霉素类抗菌药物干扰敏感细菌细胞壁黏肽的合成,使细菌细胞壁缺损,菌体失去渗透保护屏障导致细菌肿胀、变形,在自溶酶的激活下,细菌破裂溶解而死亡。②头孢菌素类药的抗菌作用机制与青霉素类相同。③碳青霉烯类为 β - 内酰胺类抗菌药物,作用机制与青霉素类和头孢菌素类相同。故本题选 A。

29. 解析:碳青霉烯类为时间依赖性抗菌药物,有一定的抗生素后效应,抗菌活性与细菌接触药物的时间长短密切相关,当% T > MIC 达到 40% ~ 50%时,可显示满意的杀菌效果,延长输注时间可增加药物疗效。亚胺培南西司他丁每 6 ~ 8 小时给药 1 次。美罗培南每 8 ~ 12 小时给药 1 次。故本题选 E。

30. 解析:氨基糖苷类对多种需氧的革兰阴性杆菌具有很强抗菌作用,多数品种对铜绿假单胞菌亦具抗菌活性,对革兰阴性球菌,如淋病奈瑟菌、脑膜炎奈瑟菌的作用较差,对嗜麦芽窄食单胞菌和洋葱伯克霍尔德菌没有活性;对多数革兰阳性菌作用较差,但对金黄色葡萄球菌有较好抗菌作用;对各种厌氧菌无效。故本题选 A。

31. 解析:①在使用本品过程中应定期检查尿常规、血尿素氮、血肌酐,注意患者听力变化或听力损害先兆(耳鸣、耳部胀满感、高频听力损害)。有条件者应进行血药浓度监测,避免峰浓度超过 10μg/mL 或谷浓度超过 2μg/mL。②避免联合应用肾、耳毒性药物及强效利尿药。如氨基糖苷类与第一代注射用头孢菌素类合用时可能加重肾毒性。③庆大霉素等氨基糖苷类不可静脉快速推注给药,以避免神经 - 肌肉接头阻滞作用的发生,引起呼吸抑制。局部使用该类药物较大剂量时亦可发生上述不良反应,需加以注意。避免与神经 - 肌肉阻滞药合用。④庆大霉素滴耳液局部应用亦可致耳毒性的发生,避免该药耳部滴用。⑤早产儿、新生儿、婴幼儿应尽量避免用氨基糖苷类,临床有明确指征需应用时,则应进行血药浓度监测,调整给药方案,坚持个体化给药。故本题选 B。

32. 解析:万古霉素和去甲万古霉素快速滴注时可出现血压降低,甚至心搏骤停,以及喘鸣、呼吸困难、上部躯体发红(红人综合征,主要由嗜碱性粒细胞和肥大细胞释放组胺引起,用苯海拉明和减慢万古霉素输注速度可以避免该反应的发生)。故本题选 B。

33. 解析:柳氮磺吡啶口服不易吸收,仅用于肠道感染。故本题选 E。

38. 解析:①对于败血症、肺炎、脑膜炎等革兰阴性杆菌引起的严重感染,单独应用氨基糖苷类药治疗时疗效可能不佳,此时需联合应用其他对革兰阴性杆菌具有强大抗菌活性的药物,如广谱半合成青霉素类、第三代头孢菌素类及氟喹诺酮类等。治疗急性感染通常疗程不宜超过 7 ~ 14 日。②与 β - 内酰胺类混合时可致相互灭活,故联合用药时应在不同部位给药,两类药不能混入同一容器内。故本题选 C。

39. 解析:①肝毒性为主要不良反应:表现为转氨酶升高,肝大,严重时伴有黄疸,胆道梗阻者更易发生。多数患者表现为一过性肝脏转氨酶升高,肝损害多见于与其他抗结核药特别是异烟肼合并用药时,促使异烟肼加速代谢为单乙酰肼而增加肝毒性。老年人、妊娠期妇女、长期嗜酒者、营养不良和患有慢性肝病者较易发生。②消化道反应最为多见:口服后可出现厌食、恶心、呕吐、上腹部不适、腹泻等胃肠道反应,发生率为 1.7% ~4.0%,但均能耐受。③过敏反应:间歇用药较每日连续用药更易发生过敏反应。在间歇用药时,每周 2 次以下较每周3次以上用药发生机会多,表现为药物热、皮肤瘙痒、皮疹、严重者导致剥脱性皮炎。严重时发生过敏性休克等。④类流感样综合征:发生率较小但应引起注意,表现为畏寒、呼吸困难、头晕、发热、头痛、肌肉骨骼疼痛、寒战(流感样综合征),采用间歇疗法者易发生。故本题选A。

[41~43]解析:乙内酰脲类药物通过减少钠离子内流而使神经细胞膜稳定,限制Na^+通道介导的发作性放电的扩散。代表药苯妥英钠。故41题选C。与$GABA_A$受体结合,通过延长GABA介导的氯离子通道开放的时间,增强GABA的作用,使跨膜的氯离子流增加,引起神经元超极化的抗癫痫药是苯巴比妥。故42题选A。加巴喷丁与电压依赖性钙通道的$\alpha2-\delta$辅助亚基结合,可能抑制钙离子内流并减少神经递质释放。故43题选E。

[44~46]解析:磷酸二酯酶抑制剂:茶碱类药物不良反应多,治疗窗窄,个体差异大,与很多药物存在不良相互作用,已降为二线用药。故44题选E。M胆碱受体阻滞剂:短效M胆碱受体阻滞剂如异丙托溴铵;长效M胆碱受体阻滞剂如噻托溴铵。M胆碱受体阻滞剂可阻断节后迷走神经通路,降低迷走神经兴奋性,产生松弛支气管平滑肌作用。故45题选A。白三烯受体阻滞剂孟鲁司特和扎鲁司特,用于治疗轻度、持续性哮喘,急性哮喘发作不宜应用白三烯受体阻滞剂。故46题选C。

[47~49]解析:①黏痰溶解剂(氨溴索、溴己新、乙酰半胱氨酸、桉柠蒎):从不同途径,分解痰液中的黏液成分,如黏多糖和黏蛋白,使黏痰液化,痰液黏度降低而易于咳出。本类药物均适用于痰液黏稠不易咳出的患者。故47题选C。②恶心性祛痰药(氯化铵、愈创甘油醚):刺激胃黏膜,引起轻微恶心,反射性引起支气管黏膜腺体分泌增加,降低痰液黏性,痰液得到稀释而易于咳出,适用于呼吸道感染引起的咳嗽、多痰。故48题选A。③黏液稀释剂(羧甲司坦)的药理作用之一:分裂黏蛋白、糖蛋白多肽链上的分子间的二硫键,使分子变小,降低痰液的黏度,并改变其组分和流变学特性,调节黏液分泌。故49题选B。

[50~51]解析:①抗生素类抗真菌药分为多烯类抗生素(如两性霉素B和制霉菌素等)与非多烯类抗生素(如灰黄霉素),其中两性霉素B抗真菌活性最强,是唯一可用于治疗深部和皮下真菌感染的多烯类药物。其他多烯类仅限于局部应用治疗浅表真菌感染。故50题选A。②吗啉类:本类药物有阿莫罗芬,为局部抗真菌药,通过干扰真菌细胞膜麦角固醇的合成导致真菌死亡。对皮肤癣菌、念珠菌、皮炎芽生菌、荚膜组织胞浆菌、申克孢子丝菌有抗菌活性。故51题选D。

[52~53]解析:①维A酸主要是调节表皮细胞的有丝分裂和表皮的细胞更新,使病变皮肤的增生和分化恢复正常。它还能促进毛囊上皮的更新,抑制角蛋白的合成,防止角质栓的形成,促进已有粉刺消退,抑制新粉刺形成。故52题选B。②过氧苯甲酰是一种氧化剂,皮肤外用后,能缓慢释放出新生态氧,氧化细菌的蛋白质,对痤疮丙酸杆菌有抗菌作用,对厌氧菌感染也有效。同时它还有轻度角质溶解作用、脱屑作用及降低毛囊皮脂腺内游离脂肪酸作用。此外,它在用于压疮和淤滞性溃疡时,有刺激表皮增生及肉芽组织形成的作用。故53题选A。

[58~59]解析:①缺乏维生素C可导致坏血病、牙龈出血,补充维生素C可用于防治。故58题选D。②烟酸缺乏时与烟酰胺缺乏时的症状相同,可影响细胞的正常呼吸和代谢而发生糙皮病。糙皮病的特点是具有以皮肤、胃肠道和中枢神经系统为主的体征和症状。③当维生素B_1缺乏时,按其程度,依次可出现下列反应:神经系统反应(干性脚气病)、心血管系统反应(湿性脚气病)、韦尼克脑病及多发神经炎性精神病。故59题选A。

[60~61]解析:①体内缺乏维生素B_2时,人体的生物氧化过程受到影响,正常的代谢发生障碍,即可出现典型的维生素缺乏症状。首先出现咽喉炎和口角炎,然后为舌炎、唇炎(红色剥脱唇)、面部脂溢性皮炎、躯干和四肢出现皮炎,随后有贫血和神经系统症状。故60题选B。②维生素B_6缺乏的症状主要表现在皮肤和神经系统。当食用缺乏维生素B族膳食,每日服用吡哆醇拮抗剂,几周内即可产生眼、鼻和口部皮肤脂溢样皮肤损害,伴有舌炎和口腔炎。服用吡哆醇后,皮肤损害迅速清除。神经系统方面表现为周围神经炎,伴有关节肿胀和触痛,特别是腕关节肿胀(腕管病)是由于吡哆醇缺乏所致,应用大剂量吡哆醇治疗可以奏效。故61题

选 C。

[65～66]解析:袢利尿药有耳毒性,表现为耳鸣、听力减退或暂时性耳聋,呈剂量依赖性。耳毒性的发生机制可能与药物引起内耳淋巴液电解质成分改变有关。与其他药物比较,使用依他尼酸更容易发生耳毒性。故 65 题选 D。与其他药物比较,布美他尼的耳毒性最小(为呋塞米的 1/6)。故 66 题选 B。

[67～68]解析:①丝裂霉素与维生素 C、维生素 B_6 等配伍后静脉应用时,可使本品疗效显著下降。故 67 题选 A。②丝裂霉素与他莫昔芬合用,可增加溶血性尿毒症的发生危险。故 68 题选 B。

[77～79]解析:贫血有多种原因,需要对因处置:①缺铁性贫血是由于体内铁元素缺乏,使血红蛋白合成减少,引起小细胞低色素性贫血,但红细胞数量正常。故 77 题选 B。②巨幼细胞性贫血是体内缺乏叶酸和维生素 B_{12} 等造血因子,使幼稚红细胞在发育中的脱氧核糖核酸合成出现障碍,细胞的分裂受阻,形成畸形的巨幼红细胞,并伴有神经症状(神经炎、神经萎缩)。故 78 题选 D。③肾性贫血是指由各类肾脏疾病造成促红细胞生成素(EPO)的相对或者绝对不足导致的贫血,以及尿毒症患者血浆中的一些毒性物质通过干扰红细胞的生成和代谢而导致的贫血。故 79 题选 A。

[89～90]解析:胺碘酮含碘量高,长期应用的主要不良反应为甲状腺功能改变,应定期检查甲状腺功能。该药还可引起的慢性肺间质纤维化。一旦出现肺部不良反应,应予停药。故 89 题选 A,90 题选 A。

[93～95]解析:氟喹诺酮类抗菌药不良反应:肌痛、骨关节病损、跟腱炎症和跟腱断裂。故 93 题选 A。四环素类会导致选择性沉积在牙齿和骨骼中,不可用于 8 岁以下患儿。故 94 题选 D。酰胺醇类(氯霉素)可引起严重骨髓抑制、再生障碍性贫血,儿童需慎用。故 95 题选 E。

[98～100]解析:NAs 的特殊人群用药有:①对于妊娠期间首次诊断 CHB 的患者,可使用 TDF 抗病毒治疗。故 98 题选 E。②抗病毒治疗期间意外妊娠的患者,若正在服用 TDF,建议继续妊娠;若正在服用恩替卡韦,可不终止妊娠,建议更换为 TDF 继续治疗。故 99 题选 E。若正在接受 IFNα 治疗,建议向妊娠期妇女和家属充分告知风险,由其决定是否继续妊娠,若决定继续妊娠则要换用 TDF 治疗。故 100 题选 E。

104. 解析:用秋水仙碱治疗急性痛风,每一个疗程应停药 3 日,以免发生蓄积中毒,尽量避免静脉注射或长期给药,即使痛风发作期也不要静脉注射与口服并用。痛风性关节炎症状控制后可继续减量、短程与降血尿酸药联用以防痛风复发(因为长期服用秋水仙碱可引起肌炎和周围神经病变,后者往往不易恢复,目前不主张将秋水仙碱作为长期预防痛风性关节炎发作的药物)。患者现处于慢性缓解期,应逐渐停用秋水仙碱,防止蓄积毒性,且应长期应用(乃至终身)抑制尿酸合成药物别嘌醇,并用促进尿酸排泄药苯溴马隆。故本题选 E。

105. 解析:抗痛风药代表药物苯溴马隆的临床应用注意。①妊娠期、哺乳期妇女禁用。②急性痛风发作结束之前,不要用药。为了避免在治疗初期痛风急性发作,建议在给药最初几天合用秋水仙碱或抗炎药。③治疗期间需大量饮水以增加尿量(治疗初期,每日饮水量不得少于 1.5～2L),定期测量尿液的酸碱度,为促使尿液碱化,可酌情给予碳酸氢钠,并注意酸碱平衡。高尿酸血症患者尿液的 pH 应调节为 6.2～6.8。长期用药时,还应定期检查肝功能。故本题选 E。

111. 解析:阿片类药物的临床使用:①阿片类镇痛药物与阿托品合用会增加麻痹性肠梗阻的风险。②老年患者由于清除缓慢血浆半衰期延长,因此使用阿片类镇痛药物会增加其呼吸抑制风险。③阿片类镇痛药物均能透过胎盘屏障,成瘾产妇的新生儿出生时可出现戒断症状。④阿片类镇痛药物可引起胃肠道运动减缓,使甲氧氯普胺效应减弱。⑤阿片类镇痛药物与硫酸镁注射液合用可增加中枢抑制的效果。故本题选 ABCD。

112. 解析:阿片类药物治疗期间常出现的不良反应有便秘、恶心、呕吐、镇静、精神运动功能受损及尿潴留;此外还要监测患者有无呼吸抑制、支气管痉挛;少见瞳孔缩小、黄视;罕见视觉异常或复视;还应留心患者的呼吸系统、肾或肝功能障碍,睡眠呼吸暂停或精神疾病。本类药物有成瘾性,对于晚期中、重度癌痛患者,如治疗适当,少见耐受性或依赖性。故本题选 ABCD。

113. 解析:NSAID 类药除塞来昔布、萘丁美酮外与肝素、香豆素等抗凝血药或抗血小板药合用可增加出血风险。故本题选 AB。

114. 解析:①在服用非布司他的初期,经常出现痛风发作频率增加。这是因为血尿酸浓度降低,导致组织中沉积的尿酸盐动员。为预防治疗初期的痛风发作,建议同时服用非甾体类抗炎药或秋水仙碱。②在非布司他治疗期间,如果痛风发作,无须中止非布司他治疗。应根据患者的具体情况,对痛风进行相应治疗。③在临床方面,如果患者被发现有肝功能异常(ALT 超过参考范围上限的 3 倍以上),应该中止服药。故本题选 ABDE。

115. 解析:①阿糖腺苷用于治疗疱疹病毒感染所致的口炎、皮炎、脑炎及巨细胞病毒感染。②阿昔洛韦用于单纯疱疹病毒感染、带状疱疹、免疫缺陷者水痘、急性视网膜坏死的治疗。③更昔洛韦用于预防和治疗危及生命或视觉的受巨细胞病毒感染的免疫缺陷患者,以及器官移植患者预防与巨细胞病毒有关的感染。④膦甲酸钠用于艾滋病患者巨细胞病毒性视网膜炎;免疫功能损害患者耐阿昔洛韦单纯疱疹病毒性皮肤黏膜感染。⑤奥司他韦为抗流感病毒药物。故本题选 ACD。

116. 解析:卡培他滨的禁忌证有①已知对卡培他滨或其任何成分过敏者禁用。②既往对氟尿嘧啶有严重、非预期的反应或已知对氟尿嘧啶过敏患者禁用卡培他滨。③同其他氟尿嘧啶药物一样,卡培他滨禁用于已知二氢嘧啶脱氢酶(DPD)缺陷的患者;二氢嘧啶脱氢酶缺乏症的患者可能和口腔炎、腹泻、黏膜发炎、嗜中性粒细胞低下或神经毒性的发生严重程度相关。④卡培他滨不应与索立夫定或其类似物(如溴夫定)同时给药。⑤卡培他滨禁用于严重肾功能不全患者(肌酐清除率低于30mL/min)。故本题选ABCDE。

117. 解析:铝、镁剂等与阿奇霉素、喹诺酮类、异烟肼、吩噻嗪类、地高辛、头孢泊肟酯、四环素类、H_2受体阻滞剂、左甲状腺素、苯二氮䓬类等药物的口服制剂合用,使后者吸收减少,故一般不提倡合用,如需合用,服用时间应间隔 1 ~ 2h。铝剂可吸附胆盐而减少脂溶性维生素的吸收,特别是维生素 A。左旋多巴合用铝剂时吸收可能增加。抗酸药与肠溶药物同服,可使肠溶包衣或胶囊加快溶解,不应同用。故本题选 ABCDE。

118. 解析: ACEI 类药的使用。①禁忌:双侧肾动脉狭窄,高钾血症,妊娠期妇女。②ACEI 类药临床用于高血压、心力衰竭、冠心病、左室肥厚、左心室功能不全、心房颤动预防、颈动脉粥样硬化、非糖尿病肾病、糖尿病肾病、蛋白尿/微量白蛋白尿、代谢综合征。故本题选 BDE。

119. 解析:①钝化酶或灭活酶(如 β - 内酰胺酶、氨基糖苷类钝化酶、氯霉素乙酰转移酶)的形成,临床上抗感染药治疗失败往往与此有关。②细菌细胞壁通透性改变,使抗生素无法进入细胞内,从而难以作用于靶位。③细菌细胞膜上存在的抗感染药物外排系统,使菌体内药物减少而导致细菌耐药。④靶位组成部位的改变,使抗生素不能与靶位结合而发生抗菌效能。⑤此外,还可由于代谢拮抗药的增加或细菌酶系的变化等而产生耐药性。故本题选 ABCDE。

120. 解析:促皮质素刺激肾上腺皮质分泌雄激素,因而痤疮和多毛的发生率较使用糖皮质类固醇者为高。故本题选 DE。

押题秘卷(六)答案

1. A	2. C	3. A	4. A	5. A	6. B	7. E	8. B	9. C	10. E
11. B	12. B	13. B	14. D	15. E	16. E	17. C	18. D	19. E	20. A
21. C	22. A	23. E	24. A	25. E	26. B	27. E	28. A	29. E	30. C
31. D	32. B	33. D	34. B	35. B	36. E	37. A	38. E	39. B	40. A
41. C	42. B	43. A	44. E	45. C	46. A	47. D	48. B	49. C	50. D
51. E	52. A	53. D	54. A	55. A	56. B	57. E	58. D	59. C	60. C
61. D	62. B	63. D	64. A	65. C	66. E	67. A	68. E	69. B	70. E
71. D	72. C	73. B	74. B	75. E	76. D	77. D	78. E	79. B	80. C
81. E	82. A	83. C	84. A	85. B	86. C	87. B	88. D	89. A	90. E
91. A	92. E	93. B	94. C	95. C	96. A	97. B	98. C	99. B	100. C
101. A	102. B	103. A	104. C	105. B	106. E	107. E	108. A	109. C	110. E

111. ABCD	112. ABCDE	113. ABCDE	114. AD	115. ABCDE
116. BCDE	117. ABE	118. ABCDE	119. BCE	120. ABCE

押题秘卷(六)解析

1. 解析:水合氯醛长期用药可产生依赖性及耐受性,突然停药可引起神经质、幻觉、烦躁、异常兴奋、谵妄、震颤等严重撤药综合征。使用苯二氮䓬类药物时不应饮酒,因为在合用中枢神经系统抑制物质时,都有发生过度镇静和呼吸抑制的风险。与非苯二氮䓬类或苯二氮䓬类药物相比,雷美替胺的副作用较少,没有戒断反应和反跳性失眠。故本题选A。

2. 解析:抗抑郁药起效缓慢,大多数药物起效需要一定的时间,需要足够长的疗程,一般4~6周方显效,即便是起效较快的抗抑郁药如米氮平和文拉法辛,也需要1周左右的时间,因此要有足够的耐心,切忌频繁换药。只有在足量、足疗程使用某种抗抑郁药仍无效时,方可考虑换用同类另一种或作用机制不同的另一类药。抗抑郁药的应用因人而异,须全面考虑患者症状特点、年龄、躯体状况、药物的耐受性、有无合并症,予以个体化合理用药。使用抗抑郁药时,应从小剂量开始,逐增剂量,尽可能采用最小有效量,使不良反应减至最少,以提高服药依从性。当小剂量疗效不佳时,可根据不良反应和患者对药物的耐受情况,逐渐增至足量。治疗期间应密切观察病情变化和不良反应,倘若患者的经济条件允许,最好使用每日服用1次、不良反应轻微、起效较快的新型抗抑郁药,如5-HT再摄取抑制剂类的氟西汀、帕罗西汀、舍曲林等;5-HT及NE再摄取抑制剂类的文拉法辛;NE能及特异性5-HT能抗抑郁药类的米氮平等。故本题选C。

3. 解析:对焦虑型、夜间醒来次数较多或早醒者可选用氟西泮,其起效快,作用时间长,近似生理睡眠,醒后无不适感。地西泮也属于长效药,但目前临床不常用于治疗失眠,因为其作用持续时间长并且可以导致活性代谢物蓄积。巴比妥类药物由于不良反应和相互作用较多,不推荐常规应用巴比妥类药物治疗失眠。原发性失眠首选非苯二氮䓬类药物,为改善起始睡眠(难以入睡)和维持睡眠质量(夜间觉醒或早间觉醒过早),可选服唑吡坦、佐匹克隆。对入睡困难者首选扎来普隆,该药起效快,保持近似生理睡眠,醒后无不适感,但扎来普隆不适合长期使用。雷美替胺能有效治疗以睡眠诱导困难为特征的慢性和一过性失眠症,缩短持续睡眠平均潜伏期,通常用于失眠的短期治疗。雷美替胺对入睡困难型失眠比睡眠维持型失眠更有效。故本题选A。

7. 解析:吸入给药患者较常见上呼吸道感染、咽喉刺激、鹅口疮、咳嗽、头痛,长期大剂量应用可引起骨质疏松症、高血压、糖尿病、下丘脑-垂体-肾上腺轴的抑制、肥胖症、白内障、青光眼、肌无力、皮肤变薄导致皮纹和瘀斑。故本题选E。

8. 解析:祛痰类药物应避免与可待因、复方桔梗片、右美沙芬等中枢性强效镇咳药合用,以防止稀化的痰液可能堵塞气管。故本题选B。

11. 解析:①大多数短效口服避孕药系由孕激素和雌激素配伍组成,主要作用是抑制排卵。单用孕激素可作为探亲避孕药或事后避孕药,主要作用是增加宫颈黏液稠度、抑制子宫内膜发育及影响孕卵运行速度等。②目前常用的短效口服避孕药有炔诺酮、甲地孕酮、炔诺孕酮、左炔诺孕酮等孕激素,与炔雌醇组成各种复方制剂。去氧孕烯和孕二烯酮并无雄激素作用,不降低HDL,故优于左炔诺孕酮,已被广泛应用。为实现最大的避孕效果,须按说明书正确服药。每日同一时间口服。如漏服或服用不正确,失败率会升高。漏服后,应在想起时尽快补服一片。紧急避孕药不应与米非司酮混淆使用。紧急避孕药是不抗早孕或致畸的,而米非司酮有终止妊娠的作用。故本题选B。

12. 解析:肠内营养剂适用于糖尿病患者,可为有以下症状的糖尿病患者提供全部肠内营养:咀嚼和吞咽障碍、食管梗阻、中风后意识丧失、恶病质、厌食或疾病康复期、糖尿病合并营养不良,也可用于其他糖尿病患者补充营养。故本题选B。

14. 解析:奥司他韦是前药,通常用于甲型或乙型流感病毒治疗;金刚烷胺和金刚乙胺对亚洲甲型流感病毒有效;扎那米韦临床用于流感的预防和治疗;阿昔洛韦用于抗疱疹病毒。故本题选D。

15. 解析:福米韦生是美国FDA批准进入市场的第一个反义寡核苷酸抑制病毒复制药物,主要用于常规治疗无效或不能耐受的 AIDS 患者 CMV 性视网膜炎。故本题选 E。

16. 解析:甘油果糖是安全而有效的渗透性脱水剂。其作用机制包括:①由于高渗,静脉注射后能提高血浆渗透压,导致组织内(包括眼、脑、脑脊液等)的水分进入血管内,从而减轻组织水肿,降低颅内压、眼压和脑脊液容量及其压力。②通过促进各组织中含有的水分向血液中移动,使血液得到稀释,降低了毛细血管周围水肿,排除了机械压力,改善微循环,使脑灌注压升高,脑血流量增大。增加了缺血部位的供血量及供氧量。③为高能量输液,在体内代谢成水和二氧化碳,产生热量,为脑代谢的一种能量,促进脑代谢,增强脑细胞活力。故本题选 E。

18. 解析:①骨髓功能抑制,表现在白细胞计数、血小板、红细胞计数和血红蛋白下降。除长春新碱和博来霉素外几乎所有的细胞毒药,均可导致骨髓抑制。②口腔黏膜反应常见症状有咽炎、口腔溃疡、口腔黏膜炎。③抗肿瘤药所引起的脱发几乎在1或2周后可发生。④化疗可诱导高尿酸血症,且与急性肾衰竭有关。⑤出血性膀胱炎是泌尿系统毒性的表现,使用异环磷酰胺及大剂量环磷酰胺时会出现,这是由于代谢物丙烯醛所致。⑥环磷酰胺可使血清胆碱酯酶减少,血尿酸及尿尿酸水平增加。故本题选 D。

19. 解析:拓扑异构酶抑制剂包括拓扑异构酶Ⅰ抑制剂和拓扑异构酶Ⅱ抑制剂。拓扑异构酶Ⅰ抑制剂的代表药有伊立替康、拓扑替康、羟喜树碱;拓扑异构酶Ⅱ抑制剂的代表药有依托泊苷、替尼泊苷。噻替派属于烷化剂。故本题选 E。

20. 解析:西咪替丁中含有咪唑环结构,通过其咪唑环与细胞色素 P450 结合而降低药酶活性,同时也可减少肝血流,对肝药酶有较强的抑制作用,可显著降低环孢素、茶碱、卡马西平、华法林、利多卡因、奎尼丁、苯二氮䓬类等药物在体内的消除速度。雷尼替丁和法莫替丁由于分子结构的差异,则不属于肝药酶抑制剂,不影响上述药物的代谢。故本题选 A。

21. 解析:根据氯吡格雷的说明书,不推荐氯吡格雷与奥美拉唑或埃索美拉唑联合使用。一部分(20%左右)氯吡格雷被 CYP2C19 代谢为活性代谢产物,使用抑制 CYP2C19 的药物会导致氯吡格雷活性代谢产物转化减少,血小板抑制作用降低。奥美拉唑 80mg 每日一次,与氯吡格雷同服或间隔 12 小时服用,均使氯吡格雷活性代谢物的血药浓度下降 45%(负荷剂量)和 40%(维持剂量)。这种血药浓度下可导致血小板聚集抑制率分别降低 39%(负荷剂量)和 21%(维持剂量),推测艾司奥美拉唑(埃索美拉唑)与氯吡格雷可能会产生类似的相互作用。与奥美拉唑相比,右兰索拉唑、兰索拉唑和泮托拉唑对氯吡格雷的抗血小板活性影响较小。如联合使用泮托拉唑 80mg,每日一次,氯吡格雷活性代谢物的血浆浓度分别下降了 20%(负荷剂量)和 14%(维持剂量),并分别伴有 15% 和 11% 的平均血小板聚集抑制率下降。这些结果提示氯吡格雷可以与泮托拉唑联合给药。研究显示右兰索拉唑(日剂量 60mg)对氯吡格雷的影响是所有 PPI 中最小的。故本题选 C。

22. 解析:钾离子竞争性酸抑制剂(P-CAB)通过竞争胃壁细胞膜腔面的钾离子来发挥作用,能够对质子泵产生可逆性抑制,从而抑制胃酸分泌。故本题选 A。

23. 解析:阿司匹林属于血栓素 A_2 抑制剂,尿激酶属于溶栓药,华法林属于维生素 K 拮抗剂,替罗非班属于血小板糖蛋白Ⅱb/Ⅲa 受体阻滞剂,达比加群酯属于直接口服抗凝药。故本题选 E。

24. 解析:华法林是消旋体,由 *S*-华法林和 *R*-华法林组成,前者的抗凝作用约是后者的 5 倍。故本题选 A。

25. 解析:与华法林合用有相互作用的药物有:①食物中维生素 K 缺乏或应用广谱抗生素抑制肠道细菌,都能使维生素 K 摄入不足,相应会曾强 VKA 的药效。②合用阿司匹林等抗血小板药能产生协同作用。③水合氯醛、羟基保泰松、甲苯磺丁脲、奎尼丁等能与 VKA 竞争血浆白蛋白,水杨酸盐、甲硝唑、西咪替丁等能抑制 VKA 的代谢酶,都能使 VKA 作用加强。④巴比妥类、苯妥英钠能诱导肝药酶,口服避孕药因增加血液凝集性,可能削弱 VKA 的作用。故本题选 E。

26. 解析:①禁忌证包括:怀孕;出血倾向;严重肝功能不足及肝硬化;未经治疗或不能控制的高血压;最近颅内出血;情况倾向于颅内出血,例如脑动脉瘤;有跌倒倾向;中枢神经系统或眼部手术;情况倾向于胃肠道或泌尿道出血,例如之前胃肠出血倾向;憩室病或肿瘤;传染性心内膜炎、心包炎或心包积液;痴呆,精神病,酗酒及其他情况患者无法满意地依从剂量指示及无法安全地进行抗凝治疗。②华法林钠不排入乳汁,哺乳期可继续华法林钠治疗。故本题选 B。

27. 解析:①华法林最普遍报告(1% ~10%)的不良反应为出血并发症。每年约有 8% 服用华法林钠患者出现出血,其中,1% 被分类为严重(颅内、腹膜后出血致需住院或输血),0.25% 为致命性。未经治疗的高血压尤其会引起患者颅内出血。②当 INR 明显高出目标范围会增加出血并发症的可能性。③疗效个体差异较大,治疗期间应严密观察病情,并依据凝血酶原时间 INR 值调整用量。④华法林钠与很多药物有相互作用。⑤华法林钠与很多食物有相互作用。故本题选 E。

28. 解析:泼尼松用于系统性红斑狼疮、溃疡性结肠炎、肾病综合征、自身免疫性贫血等,一日 40 ~60mg。地塞米松口服初始一次 0.75 ~3mg,一日 2 ~4次,维持量一日 0.75mg,剂量可视病情酌情而定。故本题选 A。

29. 解析:人生长激素的药理作用如下:①刺激骨骼细胞分化、增殖。②促进全身蛋白质合成,纠正手术等创伤后的负氮平衡状态,纠正重度感染及肝硬化等所致的低蛋白血症。③刺激免疫球蛋白合成,刺激淋巴样组织、巨噬细胞和淋巴细胞的增殖,增强抗感染能力。④刺激合成纤维细胞,加速伤口愈合。⑤促进心肌蛋白合成,增加心肌收缩力,降低心肌耗氧量。⑥调节脂肪代谢,降低血清胆固醇、低密度脂蛋白的水平。⑦补充生长激素不足或缺乏,调节成人的代谢功能。故本题选 E。

30. 解析:人血浆中 ACTH 水平具有规律性昼夜节律变化,一般睡眠后 3 ~5 小时分泌频率增加,晨起前后 1 小时内达最高峰,以后渐减,下午 6 ~11 点最低。故本题选 C。

31. 解析:①与三环类抗抑郁剂(阿米替林)、选择性血清素再摄取抑制剂、氯丙嗪、卡马西平合用时,这类药物可加强抗利尿作用,导致体液潴留危险性升高。②与非甾体抗炎药(吲哚美辛)合用时,这类药物可能会引起水潴留和低钠血症。③合用二甲硅油可能会降低醋酸去氨加压素的吸收。④醋酸去氨加压素用药同时进食时影响药物作用。故本题选 D。

32. 解析:可的松和泼尼松为前药,需在肝内分别转化为氢化可的松和泼尼松龙而生效,故严重肝功能不全者宜选择氢化可的松或泼尼松龙。故本题选 B。

34. 解析:各种他汀类药物都可能引起肌肉无力、肌肉疼痛、肌酸激酶(CPK)值升高或横纹肌溶解等肌病。其中,脂溶性他汀能够穿过全身各组织细胞的脂质层,对所有细胞发挥抑制胆固醇合成的作用,因此引起 CPK 升高的可能性明显高于水溶性他汀,横纹肌溶解发生率,普伐他汀与氟伐他汀较低,辛伐他汀、洛伐他汀、阿托伐他汀相对较高。CYP3A4 底物或抑制剂,均可能会上调他汀类药物的浓度,从而主要会增加他汀类药物导致肌病或横纹肌溶解的危险性。故本题选 B。

35. 解析:①依折麦布,口服,成人剂量一次 10mg,一日 1 次。可单独服用或与他汀类联合应用,本品可在一日之内任何时间服用,可空腹或与食物同时服用。②依折麦布不受饮食或脂肪影响而相应降低 LDL 水平,但剂量超过 10mg/d 对降低 LDL 水平无增效作用。③依折麦布不能与葡萄柚汁合用,以免因血药浓度升高而发生不良反应。故本题选 B。

36. 解析:可预防心肌梗死,改善预后的药物如下:①抑制血小板聚集的药物(阿司匹林、氯吡格雷、替格瑞洛)。②抗凝药。③他汀类药物。④ACEI类或 ARB 类药物。⑤β 受体阻滞剂。用于缓解心肌缺血和减轻心绞痛症状的药物有:①硝酸酯类。②β 受体阻滞剂。③钙通道阻滞剂。其中 β 受体阻滞剂兼具改善缺血、减轻症状,预防心肌梗死和改善预后两方面作用。故本题选 E。

37. 解析:硝酸酯类药物包括硝酸甘油、硝酸异山梨酯、单硝酸异山梨酯、戊四硝酸和亚硝酸酯类,后两者目前已少用。①硝酸甘油起效最快,2 ~3 分钟起效,5 分钟达最大效应。作用持续时间也最短,20 ~30 分钟,半衰期仅为数分钟。②硝酸异山梨酯作用持续时间为 2 ~6 小时,比硝酸甘油长,属于中效药,其普通片剂口服起效时间为 15 ~40 分钟。③5 - 单硝酸异山梨酯有片剂和缓释剂型,在胃肠道吸收完全,无肝脏首过效应,生物利用度近100%。由于本身具有药理活性,可于30~60分钟起效,作用持续3~6小时;缓释片60~90分钟起效,作用持续约12小时,半衰期为4~5小时。故本题选A。

38. 解析:①强心苷类药通过抑制衰竭心肌细胞膜上Na^+-K^+-ATP酶,使细胞内Na^+水平升高,促进Na^+-Ca^{2+}交换,提高细胞内Ca^{2+}水平,从而发挥正性肌力作用。②使副交感神经Na^+-K^+-ATP酶受抑制,提高位于心脏、主动脉弓、颈动脉窦的压力感受器的敏感性。抑制传入冲动的数量增加,使中枢神经下达的交感兴奋减弱。③肾脏Na^+-K^+-ATP酶受抑制,可减少肾小管对钠的重吸收,增加钠向远曲小管的转移,使肾脏分泌肾素减少。故本题选E。

40. 解析:亚胺培南西司他丁主要用于对其他药物耐药的革兰阴性杆菌感染、严重需氧菌与厌氧菌混合性感染的治疗,以及病原菌未查明严重感染、免疫缺陷者感染的经验性治疗。一般不宜用于治疗社区获得性感染,更不宜用作预防用药。由于本品可能导致惊厥等严重中枢神经系统不良反应,不宜用于中枢神经系统感染。故本题选A。

[48~50]解析:①丙烯胺类(萘替芬和特比萘芬)为角鲨烯环氧酶的非竞争性、可逆性抑制剂。故48题选B。②吗啉类(阿莫罗芬)为局部抗真菌药,通过干扰真菌细胞膜麦角固醇的合成导致真菌死亡。故49题选C。③吡啶酮类(环吡酮胺)高浓度使细胞膜的渗透性增加,钾离子和其他内容物漏出,细胞死亡。故50题选D。

[55~57]解析:异烟肼的毒性反应主要为肝脏毒性及周围神经炎,加用维生素B_6可减少毒性反应。故55题选A。维生素C大剂量使用可能引起尿酸盐、半胱氨酸或草酸盐结石。故56题选B。维生素K用于新生儿维生素缺乏引起的出血,如梗阻性黄疸、胆瘘、慢性腹泻所致出血,以及香豆素类、水杨酸钠等所致的低凝血酶原血症。故57题选E。

[62~64]解析:①他莫昔芬主要用于复发转移乳腺癌、乳腺癌术后转移的辅助治疗和子宫内膜癌的治疗。故62题选B。②来曲唑主要用于雌激素或孕激素受体阳性的绝经后早期乳腺癌患者的辅助治疗,或已经接受他莫昔芬辅助治疗5年的、绝经后、雌激素或孕激素受体阳性早期乳腺癌患者的辅助治疗,治疗绝经后(自然绝经或人工诱导绝经)、雌激素受体阳性、孕激素受体阳性或受体状况不明的晚期乳腺癌患者。故63题选D。③依西美坦主要用于经他莫昔芬辅助治疗2~3年后,绝经后雌激素受体阳性的妇女的早期浸润性乳腺癌的辅助治疗,直至完成总共5年的辅助内分泌治疗,以及经他莫昔芬治疗后,其病情仍有进展的自然或人工绝经后妇女的晚期乳腺癌。故64题选A。

[69~71]解析:若无禁忌,所有诊断为冠心病或缺血性脑卒中的患者均应长期服用阿司匹林。故69题选B。达比加群酯为p-糖蛋白(p-gp)载体的底物,p-gp表达于肾脏和肠道,与胺碘酮联合应用,可使达比加群酯血浆浓度提高约50%。故70题选E。肝素代谢迅速,严重超量时,使用鱼精蛋白缓慢静脉注射,予以拮抗。故71题选D。

[72~73]解析:①正常体重者及自然INR低于1.2的患者,在前3日内,每日给予10mg华法林钠。依据治疗第4日测定的INR数值,按说明书调整后续剂量。故72题选C。②对老年人,体型较小,自然INR高于1.2,或患有其他疾病者,或正服用其他可影响抗凝药品者,推荐前2日,每日给予华法林钠5mg,并依据治疗第3日测定的INR值,调整后续剂量。故73题选B。

[74~76]解析:蛋白同化激素俗称合成类固醇,是一类拟雄性激素的人工合成的甾体激素,临床上应用的主要有甲睾酮、丙酸睾酮、睾酮、诺龙、丙酸诺龙、勃地龙、群勃龙、脱氢异雄酮等。由于其主要结构与雄激素颇为相似,因此具有与雄激素相似的生理作用,但其雄性化作用甚弱,而蛋白同化作用却很强,临床上有多种用途,其中一种用途是作为升白药物使用,能刺激骨髓造血功能,使红细胞和血红蛋白量升高。故74题选B。利可君(利血生)是一种噻唑羧酸类升白药物,为半胱氨酸的衍生物,能分解为半胱氨酸和醛,具有促进骨髓内粒细胞生长和成熟的作用,可促进白细胞增生。故75题选E。维生素B_4,又称腺嘌呤,是生物体内辅酶与核酸的组成和活性成分,其参与机体的代谢功能,具有刺激骨髓白细胞增生的作用。故76题选D。

[79~81]解析:阿卡波糖用药禁忌:对本品过

敏者禁用。孕妇及哺乳期妇女禁用。患肠炎、肠梗阻、肌酐清除率低于 25mL/min 者,18 岁以下患者,肝肾功能不全、腹部手术史的患者禁用,因产气增加可使病情恶化。故 79 题选 B。根据 BMI 值,患者属于肥胖型糖尿病患者,肥胖型 2 型糖尿病患者,首选二甲双胍。故 80 题选 C。1 型糖尿病患者胰岛素分泌绝对缺乏,必须用胰岛素终身治疗。故 81 题选 E。

[95~97]解析:①大量应用青霉素类钠盐可造成高钠血症,并致心力衰竭。少数患者还可出现低血钾、代谢性碱中毒等,在肾功能或心功能不全者中尤易发生,大量应用青霉素类钾盐时,可发生高钾血症或钾中毒反应。故 96 题选 A。②肌内注射可发生周围神经炎。③大剂量应用时可因脑脊液药物浓度过高而引起青霉素脑病(表现为肌肉阵挛、抽搐、昏迷等),此反应多见于婴儿、老年人和肾功能不全患者。故 97 题选 B。④少数有凝血功能缺陷的患者,大剂量用药可干扰凝血机制,导致出血倾向。⑤长期、大剂量用药可致菌群失调,出现由念珠菌或耐药菌引起的二重感染。⑥应用青霉素治疗梅毒、钩端螺旋体病等疾病时可由于病原体死亡致症状(寒战、咽痛、心率加快)加剧,称为吉海反应(亦称赫氏反应)。故 95 题选 C。

101. 解析:周围神经炎等不良反应较多见于慢乙酰化型患者。慢乙酰化患者乙酰化能力较差,以致异烟肼消除半衰期延长,较易产生不良反应,故宜用较低剂量。故本题选 A。

102. 解析:服用利福平后尿液、唾液、汗液、痰液、泪液等排泄物均可显橘红色或红棕色。故本题选 B。

103. 解析:换用抗抑郁药时应该间隔一定的时间,以利于药物的清除,防止药物相互作用。氟西汀需停药 5 周才能换用单胺氧化酶抑制剂(本题中的吗氯贝胺),否则有可能引起 5-HT 综合征。故本题选 A。

104. 解析:氟西汀的不良反应常见焦虑、震颤、嗜睡、睡眠异常、欣快感等;少见多梦、感觉异常;偶见躁狂、精神紊乱、人格障碍、动作异常、癫痫发作;罕见幻觉、惊厥、反射亢进、锥体外系反应、精神运动性兴奋、自杀倾向、5-羟色胺综合征。故本题选 C。

105. 解析:使用抗抑郁药时,应从小剂量开始,逐增剂量,当小剂量疗效不佳时,可根据不良反应和患者对药物的耐受情况,逐渐增至足量。氟西汀用于抑郁症,成人一次 20mg,一日 1 次,如必要,3~4 周后加量,最大量不超过一日 60mg。故本题选 B。

110. 解析:哌替啶可用于各种剧痛,如创伤性疼痛、手术后疼痛、麻醉前用药或局麻与静吸复合麻醉辅助用药等。对内脏绞痛应与阿托品配伍应用。分娩镇痛时,须监测本品对新生儿的抑制呼吸作用。麻醉前给药、人工冬眠时常与氯丙嗪、异丙嗪组成人工冬眠合剂应用。用于心源性哮喘,有利于肺水肿的消除,慢性重度疼痛的晚期癌痛患者不宜长期应用本品。故本题选 E。

111. 解析:抗抑郁药的使用注意事项:①用药宜个体化,抗抑郁药的应用因人而异,须全面考虑患者症状特点、年龄、躯体状况、药物的耐受性、有无合并症,予以个体化合理用药。使用抗抑郁药时,应从小剂量开始,逐增剂量,尽可能采用最小有效量,使不良反应减至最少,以提高服药依从性。当小剂量疗效不佳时,可根据不良反应和患者对药物的耐受情况,逐渐增至足量(有效剂量上限)。治疗期间应密切观察病情变化和不良反应,倘若患者的经济条件允许,最好使用每日服用 1 次、不良反应轻微、起效较快的新型抗抑郁药,如 5-HT 再摄取抑制剂类的氟西汀、帕罗西汀、舍曲林等,5-HT 及 NE 再摄取抑制剂类的文拉法辛,NE 能及特异性 5-HT 能抗抑郁药类的米氮平等。②切忌频繁换药,抗抑郁药起效缓慢,大多数药物起效需要一定时间,需要足够长的疗程,一般 4~6 周方显效,即便是起效较快的抗抑郁药如米氮平和文拉法辛,也需要 1 周左右的时间,因此要有足够的耐心,切忌频繁换药。只有在足量、足疗程使用某种抗抑郁药仍无效时,方可考虑换用同类另一种或作用机制不同的另一类药。③换用抗抑郁药时要谨慎换用不同种类的抗抑郁药时,应该停留一定时间,以利于药物的清除,防止药物相互作用。氟西汀需停药 5 周才能换用单胺氧化酶抑制剂,其他 5-HT 再摄取抑制剂需 2 周。单胺氧化酶抑制剂在停用 2 周后才能换用 5-HT再摄取抑制剂。选择性 5-HT 再摄取抑制剂建议在停止治疗前逐渐减量。选择性 5-HT 再摄取抑制剂与单胺氧化酶抑制剂合用可引起 5-HT

综合征,表现为不安、肌阵挛、腱反射亢进、多汗、震颤、腹泻、高热、抽搐和精神错乱,严重者可致死。故本题选 ABCD。

113. 解析:噻托溴铵胶囊的使用注意有:①胶囊仅供吸入,不能口服,每日用药不得超过1次。②胶囊应该密封于囊泡中保存,仅在用药时取出,取出后应尽快使用,否则药效会降低,不小心暴露于空气中的胶囊应丢弃。③起效慢,不应用作支气管痉挛急性发作的抢救治疗药物。④药粉误入眼内可能引起或加重窄角型青光眼、眼睛疼痛或不适、短暂视力模糊、视觉晕轮或彩色影像,并伴有结膜充血引起的红眼和角膜水肿症状。⑤吸入药物可能引起吸入性支气管痉挛,长期可引起龋齿。与肾上腺素及异丙肾上腺素等儿茶酚胺合用时,可能引起心律不齐,甚至可能导致心搏停止,本品可增加洋地黄类药物导致心律失常的易感性,肾上腺皮质激素和本品合用,可加重血钾浓度的降低,并有可能发生高血糖症。⑥本品与利尿药合用,可增加发生低钾血症的危险性。本品与茶碱合用,可增加发生低钾血症的危险性。本品与单胺氧化酶抑制药合用,可出现不良反应。⑦本品可增强泮库溴铵、维库溴铵的神经肌肉阻滞作用。⑧最常见口干、咳嗽(多数患者继续使用症状会消失),常见咽炎、上呼吸道感染、口苦、短暂性变态反应、头痛、兴奋、眩晕,可能引起吸入性支气管痉挛,长期使用可引起龋齿。⑨不推荐18岁以下患者使用,闭角型青光眼、前列腺增生、膀胱颈梗阻、心律失常者慎用。故本题选 ABCDE。

114. 解析:氯硝柳胺用以治疗猪肉绦虫时,在服药前加服镇吐药,服药后2小时,服硫酸镁导泻,以防节片破裂后散出的虫卵倒流入胃及十二指肠内,造成自体感染囊虫病的危险。故本题选 AD。

115. 解析:①NAs 可导致肌酸激酶(CK)升高,其中以替比夫定引起的最为常见,可表现为无症状的 CK 升高,或出现肌痛、肌炎和肌无力等症状。在临床应用过程中,需要对 CK 定期监测。②NAs 类药物因具有线粒体毒性可能导致乳酸酸中毒的潜在风险。③阿德福韦酯或替诺福韦酯治疗2~9年的患者,肾小管功能障碍累计发生率高达15%。④NAs类药物对肾小管的损害引起低磷血症、骨质矿化不足进而发展成为软骨病。⑤CHB 患者使用替比夫定存在周围神经病变风险。故本题选 ABCDE。

116. 解析:组胺 H_2受体阻滞剂(雷尼替丁)于餐后服用比餐前效果为佳,此是因为餐后胃排空延迟,有更多的缓冲作用。胶体果胶铋不能与雷尼替丁同时服用,两药联用时需间隔1h以上。胶体果胶铋须餐前1h及睡前给药。服用胶体果胶铋期间,舌苔或大便可能呈无光泽的灰黑色,停药后可恢复正常。组胺 H_2受体阻滞剂(雷尼替丁)能引起幻觉、定向力障碍。因此,驾驶员、高空作业者、精密仪器操作者慎用。故本题选 BCDE。

117. 解析:蒙脱石可用于成人及儿童急、慢性腹泻。儿童:1岁以下,每日3g;1~2岁,每日3~6g。以口服补液盐Ⅲ为例:温水稀释后,随时口服。儿童开始时50mL/kg,4小时内服用,以后根据患者脱水程度调整剂量直至腹泻停止。婴幼儿应用本品时需少量多次给予。盐酸洛哌丁胺胶囊禁止用于小于2岁的患儿。由于未进行过专门的临床试验,妊娠期、哺乳期妇女及儿童不应使用消旋卡多曲。婴幼儿服用双歧杆菌三联活菌胶囊时可将胶囊内药粉用温开水或温牛奶冲服。故本题选 ABE。

118. 解析:注射型铁剂适用于以下情况:铁剂服后胃肠道反应严重而不能耐受者;口服铁剂而不能奏效者,如脂肪泻、萎缩性胃炎等有胃肠道铁剂吸收障碍者,以及胃大部切除术后;需要迅速纠正缺铁,如妊娠后期严重贫血者;严重消化道疾病患者,口服铁剂可能加重原发疾病患者,如溃疡性结肠炎或局限性肠炎;不易控制的慢性出血,失铁量超过肠道所能吸收的铁量。故本题选 ABCDE。

119. 解析:根据患者为1型糖尿病,且餐后2小时血糖波动在4.1~10.4mmol/L,选用胰岛素药物治疗。故本题选 BCE。

120. 解析:硝基呋喃类药物对许多需氧革兰阳性球菌和革兰阴性杆菌均具有一定抗菌作用,但对铜绿假单胞菌无活性。细菌对之不易产生耐药性。药物主要通过干扰细菌的氧化还原酶系统影响 DNA 合成,使细菌代谢紊乱而死亡。口服吸收差,血药浓度低,且药物的组织渗透性差,不宜用于较重感染,仅适用于肠道感染及下尿路感染。局部用药时,药物接触脓液后仍保持抗菌效能。故本题选 ABCE。